U0333228

我想和你谈谈
精神病人的世界

[韩] 理端 著　谢恭霓 译

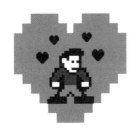

S 上海科学技术文献出版社
Shanghai Scientific and Technological Literature Press

推荐序　他们的世界

　　理端被诊断为双相障碍和反社会型人格障碍已经八年，她住过精神病院的封闭病房，多次尝试过自杀、反复自残，也曾拒绝治疗，甚至差点触犯法律。经过与精神病多年的斗争，她最终接纳了自己精神病人的身份，选择将自己患有精神病的事实公之于众。她在医生指导下坚持治疗，目前一边服用精神类药物，一边努力实现自己的人生价值，并和伴侣幸福地生活在一起。

　　有很多重型精神病患者和理端一样，经历过拒绝、否认、抗争、羞耻、无助，甚至想离开这个世界。他们来自一个被称为"精神病国度"的地方，明明和我们同在一个世界，却被划上另类的界线。

　　我第一次接触精神病人是二十多年前在医科大学读书时。精神病学见习课上，一位躁狂发作的二十多岁女患者，手舞足蹈地向我们介绍她在巴西选美并获得全球冠军的经历。全班同学不时发出哄笑，大家从她的措辞和逻辑中推断出这是妄想。她自我感觉良好的超现实性，让年轻的同学们觉得可笑。我逐渐和她对上话，得知了她背后的自卑和辛酸。原来她自己也知道这些是虚幻的狂想，然后伤心地流下了泪水。看到这一幕，同学们有些不知所措。我有些内疚，赶紧安慰她："你其实很漂亮。"她突然又开怀大笑："真的吗？我现在就给你们跳一段舞。"然后开始边唱边跳。这时，没有同学再笑，大家似乎都感受到了女孩疯狂行为的表面下流动的忧伤和绝望，给她鼓起了掌。

在医科大学读书时，我的成绩并不优秀。但所有临床学科中，我的精神病学成绩是全班第一，也是我分数唯一超过 90 分的临床课程。在实习和见习的教学案例中，我印象最深的就是那位有喜有悲的躁狂女孩。后来，我选择了精神科医生作为职业，尝试去理解每个癫狂行为背后的故事。但是，精神病的诊断天然将他们"移民"至一个独特的国度。他们中的大部分人在精神病院和家之间来回奔波度日，渐渐与这个世界隔绝，直到耗尽最后一丝希望，在机械的呼吸和绝望的等待中度过这一生。我一直想为他们做些什么。用心看好每个患者，用情理解每种症状，用力学好专业知识，可仍旧是杯水车薪。"精神病国度"国界线的消除，需要全社会心理健康知识的整体提升才能实现。

在对这本中文译著进行审校的过程中，我读出了熟悉又陌生的感觉。熟悉的是书中的医学术语、精神病典型的临床表现、诊断及治疗名词，陌生的是携带症状的载体：精神病人，带有独特经历和人生故事的个体。他们常常会被我们精神科医生忽略，甚至拒绝倾听。我们只是从众多词汇中凝练出意识、情绪、认知、感知觉、行为等专业评估结果，然后建议下次继续复诊。

有关精神病的知识普及，大多站在专业者的角度进行居高临下的共情。而这本书，从患者的眼里看世界、看治疗、看疾病、看医生，为大家提供了一个平等的共情视角，让医生有机会了解症状背后的叙事，让患者有机会读懂归属，让家庭有机会看到希望。

理端，用近十年的病痛让自己成长，她完成的不仅仅是一本书，而是可供大家借鉴的精神病理解和治愈之路。

我相信，有一天精神病人不再需要"特殊的国度"。我期待，他们有机会见证，大家像我们年轻时对待那个躁狂女孩一样，为他们的努力鼓掌！

陈发展

医学博士 精神科副主任医师
同济大学附属精神卫生中心

担任本书专业审校

前言

    我第一次因为躁郁症的混合性发作而陷入严重抑郁、产生自杀意念时，身边没有人可以帮助我。我甚至不知道自己应该吃什么药。虽然朋友们很担心我，但他们丝毫无法减轻我的病痛。他们只看到我的异常行为，却不知道应该怎么帮助我。父母也不例外，甚至有的医生也是如此。我在精神病的孤独世界之中，只能与疾病携手同行，也便是理所当然的事了。

    本书既适合精神病患者本人，也适合患者身边的亲友、其他一切与此相关的人，以及所有希望理解精神病患者的读者。人们可能会问，为什么这本书的主语是"精神病人"，为什么频繁使用"精神病"这个术语？我的回答是，我不会再把"精神病人"这个称呼看作一个蔑称。"没错，我就是精神病人。"只有具备这种心态，才能淡然面对世俗偏见。我们是精神病人，会面临很多偏见、误解、刻板印象。不过，本书的整体内容大多是关于精神病人如何自主管理自己的生活、对自己负责。前面所提到的对抗偏见的内容，反倒是相对次要的说明。

本书共有二十多章，适合从初次发作到精神病伴随终身的所有患者。阅读时需要注意的是，写作者本人就是一个需要每天吃二十多粒药丸的精神病人。本书的叙述重点在于"疾病管理""不要放弃社会成员的身份"，我在写作时会兼顾这两方面，比如，在关于封闭病房的章节中，除了介绍病房的情况，还说明了回归社会的过程。

我调查分析过很多精神病患者的状态，以此为基础写了这本书。你可能会觉得书中描写的生活与故事有种似曾相识的感觉。书里的情况可能与你相反，也可能与你具有神奇的相似之处。所有患者都有自己独特的人生，所以更加有必要确认自己之外的其他患者的经历。通过阅读本书，我们可以认知现在，展望未来，一起探索如何实现那些看似不可能的某种梦想，找到属于自己的人生答案。

最后，如果你不是精神病患者，请不要把这本书当作一本简单的精神病发作记录。希望你可以看到我们是如何热爱生活、努力做出调整，经历过怎样的成功与失败、绝望与痛苦。这将有助于你理解现实生活中的精神病患者。

理端

本书中的术语

本书介绍的术语都是相对的，是我作为作者的个人选择。我选择了自己所观察到的大多数精神病人的用法，或者我认为重要的用法进行展示与阐述。因此，比起医学术语的指示性、词典性说明，更接近于一种相对的、个人化的解释。

我在书中提到过各种精神疾患与精神障碍，将其统称为"精神病"，"病"这个字的使用也很频繁。比起拐弯抹角地使用"心病"一词，我更想把焦点放在"精神"的疾病状态，强调这是一种让人在精神方面产生问题的"疾病"。

疾病掌控着我们的思维、情感等看不到的"心理"，以及可以感知、触摸的身体。我们的人生与发病前截然不同，疾病的痛苦有时还会威胁到我们的尊严与生存。

我使用"精神病"这个术语，是为了强调其作为疾病的实际危险性与现实破坏力：未能及时发现并接受治疗的精神病如何加重并逐渐掌控一个人的人生，夺走他已经拥有的一切，阻断他与周围的关系，导致他对以前的兴趣爱好变得毫无感觉，最终自我封闭，不见任何人。

你想和别人谈谈精神病，却感到难堪，或者在克服恐惧、终于开口的瞬间发现，疾病会竭尽全力妨碍你。你越是对别人谈论自己的疾病，自己真正想要传达的内容就越像在空气中散开的烟雾一般消失无踪。

因此，我们必须齐心协力，让更多的人了解精神病。如今一方面有太多猎奇式的内容刺激着人们对精神病的兴趣，还有人散布令人恐惧的传言与误解，而另外一方面，不负责任的"没关系"式安慰，以及毫无根据的替代疗法也十分猖獗……现在，是时候齐心协力发出我们自己的声音了。我是患者，同时依然在某个地方继续自己的生活，我支持所有精神病人。我们的故事、我们的诉说，必须比现在获得更多的关注。

近来，消费"精神病"的语言热衷使用"心灵"这个模糊的表达。大家都称精神病为"心病"，但是大多数精神病人会对"心灵感冒"这种说法心存抗拒。通常的说法是，心灵位于胸膛部位。过去的学者们曾经对"心灵／精神"究竟是基于心脏还是大脑有过争论。但是，我们的感受、思考乃至身体活动，全部由大脑主管。身体生病时会感到悲伤，在充满自信的状态下会发挥得更加出色，这是因为大脑的情感区域与运动区域彼此相关。解释严重的精神病症状时，或许可以将其比作"重大物理事故所引发的症状"。我们会经历一系列的身体症状，比如身体僵硬、行动迟缓、不自主震颤、过度换气、痉挛等，并不只是"心理痛苦""心理伤害"。

我们患者永远在苦恼如何控制、管理疾病，如何在生病的状态下与"疾病"共生。无论如何，希望本书的读者也按照字面意思把"精神病"理解为精神的"病态"。

精神病人 非蔑称，指代患有精神病的人。

精病 精神病的简称。曾是精神病的隐语，2018 年以后在互联网上流行。主要用作蔑称，当事人也会用以自嘲。

精病 er 患有精神病的人。由"精病"与表示"行为者"的英文后缀"er"组合而成。2016 年之后开始通用，出现了"精病人""精病者"等各种派生词。

病识感 对疾病的洞察力。拥有病识感时，患者会承认自己患有精神病，并努力接受治疗。

发作 受精神病影响，行为能力遭到损伤的状态。症状加重或者恶化的非特定时间，称为"发作"。

神经症[1] 内部心理矛盾或者外部压力过大，造成心理紧张或人格变化症状。心理矛盾或者外部压力造成的不安可能是各种神经症的原因。在神经症中，常见的症状是感到不安的焦虑症。

精神病 具有精神病性症状的一类疾病。主要症状有妄想、

1　神经症是一组以恐惧、焦虑、强迫、疑病或神经衰弱为主要表现的轻度精神障碍。目前这一概念已从精神障碍的诊断分类中去除，这类疾病被肢解为 7 种不同的精神障碍（本书中的注释如无特别说明，均为译者和审校者注）。

偏执症、幻觉等，现实检验能力改变，引发认知与思维能力下降。

抑郁症　不同于暂时的心情低落，整个认知、精神、身体机能持续萎靡，对日常生活产生不良影响，需要接受治疗。

躁郁症　精神科的正式名称是"双相障碍"。双相障碍一般包括躁狂发作与抑郁发作的双相 I 型障碍、轻躁狂与抑郁发作的双相 II 型障碍。本书同时使用躁郁症与双相障碍两种说法，因为"双相障碍"这个名称不能完全体现疾病特征、疯狂发作等患者经历，可以通过"躁郁症"进行更加直观的解释。

躁狂　主要特征有过度亢奋、睡眠欲求减少、语言迫促、思维奔逸、注意力涣散、对未来计划多而不切实际、社交活跃、性欲增加、沉浸于危险与破坏性行为、肢体动作增加等。这些症状对社会关系或者工作能力造成负面影响，或者给自身、他人带来危险，严重者可出现精神病性症状和社会功能损害。

分裂情感障碍　主要症状既符合精神分裂症的诊断标准，又符合心境障碍的诊断标准，并且持续出现。其特征是明显的精神分裂与抑郁或心境障碍并存。

精神分裂症　在韩国又称"调弦病"，这不是一种单一疾病，而是同时具备几个共同特征的疾病群，会广泛引发思考、情感、知觉、行为等多方面的异常症状。患者语言支离破碎，妄想幻觉等持续不断，导致社会机能低下。

人格障碍　一般情况下，每个人都有自己独特的行动、思维与感受。个体的这种倾向统称为"人格"。所谓"人格障碍"是指一个人的人格在现实与社会中，面对各种状况时出现功能障碍或问题的现象。

人格障碍具有多种特征，很难统一说明。患有人格障碍的人，感知自己言行的方式与他人不同，思维经常偏离周围情境，人际关系面临困难。然而，由于人格障碍的特殊性，很难明确为什么会出现此类问题。

人格障碍的当事人对自己的问题缺乏足够的意识，很可能与周围的人产生矛盾，导致心理压力，通常不会听取他人的劝告，认为没必要接受治疗。人格障碍十分复杂，目前根据其相似的行为特征分为 A、B、C 三组。A 组包括偏执型、分裂型、分裂样人格障碍，B 组有表演型、自恋型、反社会与边缘型人格障碍，C 组包括回避型、依赖型与强迫型人格障碍。

初发 疾病显露出来，初次出现。

缓解期 疾病缓解状态的持续时间。一般而言，缓解持续五年，即判定为治愈（完全缓解）。一定程度的缓解至少持续几周以上，才可以称之为进入缓解期。在缓解期，医院会调整生活和治疗目标，以便患者自主管理。

断药 中断服药。未与医生商议的断药，会因药物特性出现撤药症状、精神依赖、烦躁不安等不良反应。因此，如果想要中断治疗，一定要先和医生商议，逐渐减少服药量。

躯体化障碍 精神、心理压力或者矛盾引发了各种身体不适的症状，却找不到医学方面的病因。

复原力 个人遭遇逆境、心理创伤、威胁等压力时，表现出积极适应的活动过程，重新恢复的倾向。

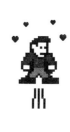

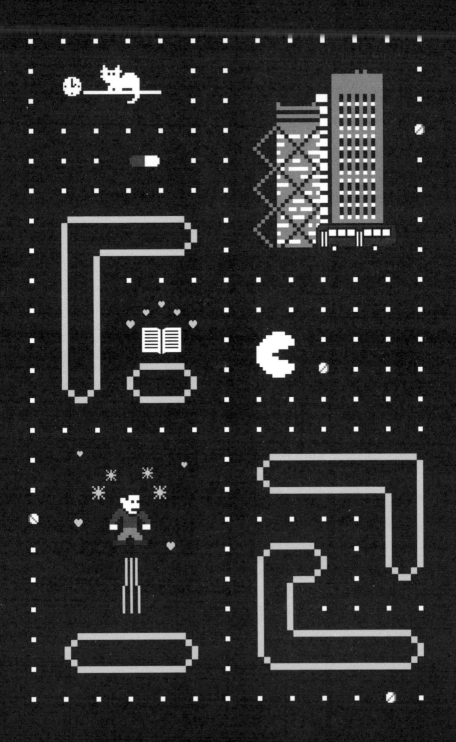

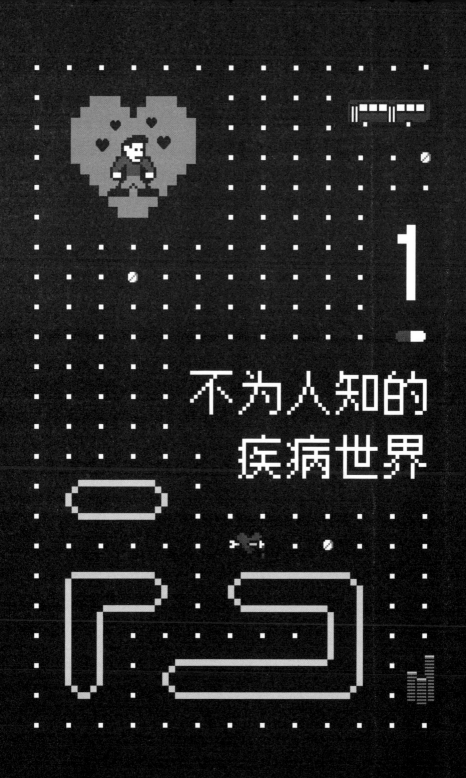

1.

不为人知的
疾病世界

第一章

就算失去一切，
我也会坚持到最后

说起第一次发病，我见到的精神病患者全都有着相似的经历：十几岁时已经意识到自己的病情，差不多二十岁出头、大学时期第一次发病，人生开始切切实实地变糟；联系学校心理咨询中心接受帮助，校级诊所却对频繁的自杀企图等已经加重的病情无能为力；然后接受心理医生和周围人的劝告，开始接受药物治疗；然而，试过各种药物都不管用，病情反倒越来越重，陷入了深深的沮丧，并出现各种成瘾问题。

那时，几乎没有用来称呼这种情况的术语。大多数人都是日后回想起来，自我安慰说："好像是抑郁症。"对于这些人来说，学校的制度或者态度至少相对灵活，毕业后离开了校园，疾病的攻击会集中而迅猛。找到新的归属之前，他们一直备受疾病折磨。

接受诊疗的过程非常复杂，而且很费时间，需要具备极度的耐心，而这往往是精神病患者难以承受的。学校心理咨询中心联系的精神科给每个人的药物处方大同小异。而且在线药物搜索系统[1]不给力，很难查到那是些什么药物。我和朋友对比了自己拿到的药物，试图进行区分。"你的药也不管用吗？""我的药也不管用。""那我们混着吃吧。"我们有时还会切成两半再吃。把药片放在手掌上，用刀切开，手掌上满是奇怪的划痕。黄色的是劳拉西泮，蓝色的是酒石酸唑吡坦片（思诺思）。不过，哪种药物也未能把我从那种生活中解救出来。向医生描述症状时，我觉得应该说出自己的故事，让医生理解，所以每次都会讲述自己的情绪体验。然而，医生几乎没有什么反应。后来病情急剧加重，医生和药物却没有任何变化。我完全无法感知病因、症状、预后等一切状况，整个人无精打采，感觉自己很没用。这种情况加速了身心能力的下降，最终引发了跳楼事件。

我确诊了抑郁症，可以申请病假休学，据说这是那所学校的首例。由于曾在专业课发言时陷入恐慌而导致晕厥，我很不情愿重新回到学校听课。十分庆幸的是，没有人问起过这件事。随后，我找到了新的归属。我当时是女学生总会选举运动总部的成员，那段时期的我十分怪异，每天一定要磨蹭到很晚才回家。明明住在学校附近，每天早晨却都要去没人的地下室或者顶层洗手间，在洗手池用洗手液洗头，然后吹干。我还会躲起来吃东西。那种生活很蠢，说不定我正在发疯。就算是死，我也不想回到之

1　在韩国的"药物情报院""医药品安全国度"等专业网站输入药物名称，可以查询制药单位、主要成分、疗效等具体信息。

前有过恐慌发作经历的那栋楼。那是一种难以避免的心理创伤反应，但我作为当事人，在那一刻却无法理解也难以控制这些情绪感受，以及糟糕的预感……每次想到这些，我就浑身发冷。因此，我故意每天建立新关系、制造新事件。在那个过程中，我意识不到那是接近于病态的行为，就算意识到了，也非但不控制病情，反而有一种莫名的亢奋感。所以凡事放任自流，来者不拒，尤其热衷于参加酒局。

初次发病过后，我的人生发生了改变。阅读理解能力、语言表达与外语能力、人际交往技巧等，或遭到破坏，或面临崩溃，却又浴火重生。我体验到了精神病的各种症状，经历了自残、自杀等自我伤害的事故，同时也发生了一些"常识性"的事故。我依然会产生破坏性的想法，却也能完成学校的作业。对于这种奇妙的共生，我的好奇胜过不悦。我和疾病像是在赛跑，彼此不相上下。因此，我可以比独立奔跑时跑得更远。这种想法会加重病情，我当时却并不知道。我只是感觉不那么孤单了，所以心情很不错而已。

新的症状随时可能毫无预兆地出现，却也有一定规律可循。出现激烈冲突的情况下，发病率是百分之百。那么，我们应该怎么做呢？努力消除这种冲突。只要尽量降低产生冲突的可能性就可以了。不过，精神病患者们野心很大、自尊心很强、年轻气盛，绝对不会选择这种回避的方法。而且一个人活着，不可能消除发生在自身的所有变化。最终，他们不断冲撞、破坏，一直在制造发病的机会。如此一来，病情加重之后，就不可能再回到以前。

从某个时间点开始，我们认识到自己必须与疾病共存，也体会到了与疾病共享身体的感觉。如果疾病说"你不能乱跑""你不能出去""你不行""你要做这个""应该这样做"，情况就会真的变成这样。经过这种状态之后，那段时间我们真的只了解并相信疾病所表现出来的东西。疾病与患者构成了彼此敌对的关系，却又并非正面相对。对手绝对不会完全现身，我们只能预计或者推测，前期判断不奏效。想要完全了解疾病是一种贪心的念头，熟悉疾病才是一个更现实的目标。我们观察疾病的模式，记录自己的症状，得知在某段时间或者某个空间更容易频繁发病。我们学着认识疾病、对付疾病。

与此同时，我们也知道，自己在这场战争中必然会失败。疾病的进化速度远比老化更快，我对此无比厌烦。不过，其实我认为疾病的表现并不如想象中的那么坏。我偶尔会欣然与疾病携手前行。我同时服用多种药物，却没有感觉到那些东西正在攻击和消灭疾病。药物的作用不过是把疾病调整到合理范围（疾病和患者都可以点头的标准）而已，在前线冲锋陷阵的是自己。必须站在战线前锋时，我偶尔——不，经常——不，十分经常，向疾病让出阵前指挥的位置。我们现在已经彼此纠缠不清，就算我想要做某件事，也难以区分那真的是自己的意愿，还是疾病在告诉我要那么做。

初次发病时，我被拉到综合医院急诊，一天之内便转移到了封闭病房。不知道当时是哪位医生做出的决定，不过那个选择非常及时。我立刻被诊断为双相障碍。很多双相障碍患者被误诊为单相抑郁并接受抗抑郁治疗，结果导致躁狂症状加重。比起这些案例，我相对及时地接受了正确的治疗。不过，我很快发现，如果我的预防药物是一个碗，躁狂是液体，那么躁狂永远可以轻松填满这个可爱的小碗，并且满溢出来。我所依赖的多数对策，比如或停滞不前或具有突破效果的药物治疗、研究疾病的统计数据和观点、建立了良好医患关系的心理诊所等，都在躁狂的突袭下瞬间坍塌。只要经历过一次躁狂，就会完全变成另一个人。因此，这种病症十分棘手。现在依然如此，精神病，尤其是躁狂，毫无消退的迹象，周围的人们也已经对我的疾病感到厌倦。不，他们只对我的躁狂感兴趣，对病因漠不关心，却又对我的新症状引发的不良反应感到无奈，这些我都一清二楚。

我并不认为抑郁症、躁狂、双相障碍Ⅰ型与Ⅱ型、分裂情感障碍与精神分裂症之间有可以进行简单区分的清晰差别。一种疾病会演变成另一种，多种症状也可能变成一种症状。幻觉出现后突然安静下来，安分守己一段时间，又在某天卷土重来——我知道这种情况是可能出现的，却也知道这并不是所谓的希望。我相信精神病患者会康复，不过这种康复不是彻底痊愈，只是意味着比现在好一些而已。我们不可能重新成为过去那个"开朗"的人。我们曾经有过头脑伶俐、机智灵敏的美好往昔，疾病却不是通往那个车站的大巴。但我们可以借助疾病的力量，到达一个更加聪明灵敏的未来。抱着这种期待，实现的希望反倒更大一些。

此外，我还曾经因为精神病吃过不少苦头，后面会进行详细叙述。当时最大的感受是委屈。别人觉得稀松平常的事情，也就是课堂出勤、上下班、吃饭、喝酒、睡眠等，对我而言却是与伴随着恐慌、躁狂和抑郁的所有身体症状作战。"为什么每天都想死？"这是我每天都在试图回答的问题。"我只是想和恋人还有猫咪生活在一起，这个愿望很过分吗？"最终，我感觉自己与没有精神病的人，不管是父母兄弟还是别的亲戚，从某个时间点开始已经无法彼此理解。做得不足的是他们，但是我也无法向他们传达这种痛苦，这令人感到绝望。他们根本无法理解我试图自杀的原因、过程以及严重性，尽管我药物服用过量甚至严重到需要进行血液透析。

有过这种危险的自杀经历的患者，当然应该联系正在诊疗的医院或者其他医院的精神科并接受特别护理，我却因为家人的极度反对而搬到了乡村居住。我写下承诺书，保证不会做出不光彩的事情，然后住进了乡下的小医院，和阿尔茨海默病患者们生活在一起。在那个医疗院，他们只给了我三种药物。我一眼认出了神经安定剂，把药片掰成两半之后，又掰成四分之一，对于其他两种药物则故意没有查证。

我在那家乡下医院住了一个月。家人叫我别吃那些药，所以我从第二个月开始停药。彼时终于有了一点人身自由，我便去了之前接受过诊疗的精神科，转述了这段时间发生的事情。医生无奈地说："阿片类镇痛药、吗啡、抗抑郁药一起服用，像你这样的患者不出现躁狂才奇怪呢！"我蒙了。

确实如此。我当时因极度痛苦，同时服用了阿片类镇痛药和吗啡。身体的痛苦很快累积为精神压力，抗抑郁药也加大了剂量，因而促发了躁狂的发作。扭曲的自杀意念已经十分严重，以前有过自杀前科，躁狂的行动力和促进力犹存。尝试自杀两个小时之前，我还曾试图擅闯某个封闭区域。在那种状态下，我什么事都做得出来。

我尝试过自杀，而且事后处理十分糟糕。我的行为与痛苦得不到理解，心里十分悲伤。那段时间，停药又导致治疗周期再次被打乱。尽管如此，我还是咬牙坚持找到了工作。上班之后，躁狂再次发作，人生中第一次出现了抽动的症状。我被劝退了。可能是因为在老板面前吐了舌头？几个月之后，我突然对当时在乡村医疗院吃过的药物感到好奇，于是上网搜了一下。

全部都是助消化药。

如果以这种方式对疾病置之不理，会产生什么后果呢？每个人的情况不同，不过我在第二年同样的气温、同样的季节、同样的环境条件下，感受到了从未体验过的躁狂的疯狂袭击。我所经历过的所有躁狂症状（幻听、反社会行为、烦躁、焦躁、不安、思维障碍等）全部卷土重来，还出现了新的强迫症状（洁癖、排序）。我立刻准备了躁狂系列药物，却并未见效。我知道自己已经疯了，而且认为自己是正确的。躁狂10月份发作之后，过了4个月还没有消退。

我时常有种遭到背叛的感觉，疏离感越来越重，只能算是半个社会人。我当然认为自己属于这个社会，应该上班、领薪水、消费、建设生活环境，做一些合群的事情，但是想到那些本可以不必承受的痛苦，就会心情很糟。这是一个不为人知的疾病世界。我记得有人曾经问我："你为什么一定要说出这些故事呢？"
还有人责怪我："做出令人无法理解的行为都是你的错。"尽管如
此，我还是想说出一切，为了那些挣扎着活下去的人。

第二章

写给第一次踏进
精神病世界的你

这段时间里，你该有多么孤单啊！

你为什么打算去医院呢？因为周围人的劝告吗？还是自己的选择呢？

不管怎样，在一番苦恼与思考之后，你走进了医院去就诊，就是万幸啦。

早期诊断总是会变的，所以不要太放在心上。白色圆形药片可能是茚酚[1]（可以降低数脉），黄色是劳拉西泮（可以缓解不安，起到镇定作用），具体事项上网搜索一下就会明白。药效不是很强，可以放心，用量也会逐渐调整。反过来，如果突然服用药效太强的药物，身体会难以承受。

---

[1] 茚酚：韩国药品名，化学成分为盐酸普萘洛尔，一种非选择性β受体阻滞剂，具有减慢心率、抑制心肌收缩力与传导、减少循环血量、降低心肌耗氧量等功效，也用于焦虑症状者缓解躯体紧张感。

我当时难以忍受失眠，第一次去了医院。不过，我持续失眠并出现各种症状的压力源头是情感问题，整个诊疗时间都在对医生解释这些复杂关系，然而每次的药物都一样，当时真的非常失望。

我的病症并不只有失眠，只是失眠症状比较明显。不想见人，所以走山路上学，自残之后缝了几十针，自杀过两次，酒精与尼古丁上瘾。我后来才知道那是双相障碍的混合发作，当时不断在询问"为什么会发生这种事""为什么会这样""为什么为什么"，却对原因一无所知。疾病像我的身份认同一样，甩也甩不掉，令人进退两难。所有症状齐心协力，把我拖拽进了精神病的大海。学校咨询室立刻联系了医院，但是少量药物没有疗效，病情很快加重。那年年末，我因为抑郁症第一次在学校请了病假，立刻住进隔离病房，被诊断为双相障碍。

如果你是第一次去精神科，或许会苦恼到底该去什么医院。我的建议是，先去附近的医院。第一次去精神科的患者称为"初诊患者"。初诊时会做一份简单的问卷，然后进入医生所在的诊疗室进行咨询。此时，在和医生的第一次对话中，你可能会遇到一些问题。医生可能忽视你的倾诉，或者以高压的态度提出建议，却丝毫不谈疾病与以后的治疗计划。如果医生所说的话让你切实感到不适，则那家医院不适合你，拿了处方笺就出来吧。好医生会认真听你说话，进行适当的提问，还会做出必要的说明，并进行服药指导，告诉你虽然药物可能产生各种不良反应，但还是要坚持服用。

我想告诉初诊者的最重要的一句话是：药物治疗时间可能超出预想，你要做好心理准备。治疗一两年之后，病情未必会有所好转，稍有不慎就可能会出现恶化倾向。即使只需少量服药，也要认真对待治疗，不要自行断药。此外，我还想告诉你，医生也需要时间观察和诊断你的病情。我原先被诊断为详情不明的双相障碍，后来由于躁狂规律性发作，才被确诊为现在的"双相I型障碍"。这过程中也花费了几年的时间。

药物治疗也是一样。每种药物产生疗效的时间各不相同。抗躁狂的药物锂盐[1]需要一周左右生效，SSRI类抗抑郁药物则通常需要三到六周的时间才会产生显著疗效。有时，出现疗效之前还会有不良反应。不良反应很容易使鼓起勇气接受药物治疗的患者感到挫败，认为没有必要再次去看精神科。必须度过这段时期。因此，接受药物处方时，询问医生药物多久见效是一个不错的方法。因为无限期等待药效，与忍受某一个期限是不同的。此外，还可以问清楚药物对自己具体有什么帮助，期待自己通过药物治疗得到改变，抱着希望接受治疗。最后，如果产生疗效的时间比医生告知的有所延长，可以再次就诊并及时告诉医生没有疗效，也会有助于治疗。

需要牢记的是，我们通过药物治疗，并不能百分之百回到生病之前的状态，也不能借助药物让自己提升到120%~130%的清醒和高效，而是最多回到比以往略低的80%~90%的状态。服用

1　医学上用的锂盐一般指碳酸锂。

药物的主要目标不是让你变回以前那个聪明伶俐的人，而是预防和减少疾病发作。

制订治疗计划时，患者自己的参与很重要，却并不是全部。我们必须依赖外界，那就是医生和药物，还有值得信赖的朋友或者亲人。精神科医生的重要作用不仅是正确诊断患者的症状、开具合理的药物处方，还包括指导患者并制订有效的治疗计划，以及帮助患者妥善管理自己服用的药物。此时，需要考虑以下事项：

* 患者的思考过程；

* 患者的日常生活；

* 与配偶、其他家庭成员以及朋友之间的矛盾；

* 家庭问题；

* 职业相关问题；

* 社会交往状况。

长期来看，最重要的因素之一是认真、持续的治疗。

组建个人支持小组也是一股强大的力量。由亲人和朋友组成的坚实后盾，会成为战场上可以信任的战友，稳定患者的情绪。

以下是组建个人支持小组的必备条件：

* 选择值得信任的人；
* 真诚交谈，分享每个人的忧虑与不安，并一起制订目标；
* 鼓励支持小组的各位成员了解自己的病症，以及他们可以提供哪些帮助。

想要组建以信任为基础的关系网时，可以进行以下提问："这个人值得信赖吗？这个人情绪足够稳定，可以支持我吗？这个人平时和我交流充分吗？就算我说自己得了精神病，这个人也不会对我妄加评判吗？这个人尊重我吗？"和小组成员真诚交谈，有助于他们更加熟知作为患者的你，以及你的病症。与此同时，你也有机会仔细观察自己表现出症状时的心情，以及自身行动对他人所造成的影响。

第三章

帮助患者：病识感、
疾病认同以及自助小组

🐱 切断疾病退路的知识 🐱

理解疾病的重要因素之一，是患者要具备"病识感"。"病识感"可以简单解释为"理解自己的疾病"，实际上则比这略微复杂一些。精神病的行为表现，与可以把握并分析的行为相差甚远。把握与分析需要以特征坐标（自我意识）为基础，全方位地进行观察。但是在精神病状态下，患者的行动轨迹却像魔法毯一样四处飘舞。患者会出现各种反应，要么过一段时间之后才意识到过去的状态，要么贬低当下的现实，要么夸大或者直接忽视未来等。有的症状更混乱，患者的精神直接停留在过去，或者已经奔向未来。有"病识感"，是指拥有自己的时间观念，就算你与其他人不在同一个时区也是如此。重度精神病患者的常见症状是时间感缺失、静止或者过剩。

不论你属于哪种类型，与疾病共度时是什么状态，当时都无法得知，只有事过境迁之后才能表达出来。这种周期可能会循环。不过，不要担心，那些失败的经验集合起来，就会成为帮助你获得"病识感"的养分。你将体会到疾病严重时的感觉，亲身经历，了解并承认自己的疾病。精神病会为你打开一个你绝对不知道（也向来不为外人所知）的世界。你埋怨，你分析，你用各种语言说明，学习外语，说外语，哇哇大叫，无所隐瞒，却完全找不到这种无法浮出水面的表达，于是你自残，你犯浑，你大喊，你摔东西，你折磨别人包括帮助你的人。不过最受折磨的还是你自己，你游走于各种地方，发送求助的信号。这一切集合起来，组成了"病识感"。

没病的人不了解拥有病识感之人的痛苦。病识感不同于单纯地承认"我有病"。病识感的意思是，承认疾病，建立管理这种疾病的模式，在生病的状态下认识到自己的行为会伤害自己或者他人。因此，只认为"我有病"，却"没有病识感"的患者 A，与有病识感的患者 B，就算症状完全相同，思考与行为也会有所不同。

例如，A 的躁狂发作了。A 可以观察自己的状态，所以明白自己的症状会逐渐加重。但是，A 开始产生各种其他想法。"下周应该去医院告诉医生我的躁狂吗？两周之后和朋友们有个聚会，先快活一下，开开心心地玩个够，到时候再和医生说也可以吧？"问题是，躁狂不是一列稳稳开进车站的火车，而是更像一辆轮胎打滑、四处乱撞的汽车，无法预测前进速度。如果就那么

17

上车，很可能去参加朋友聚会之前已经惹出事故，或者做出令自己和他人不悦的事情。意识到这些之后，如果没有立刻采取措施，症状就会恶化。只要了解这一点，不论躁狂如何挣扎，说什么甜言蜜语，也要捂上耳朵，把自己拖进医院。为以后着想，早日切断躁狂的退路，这就是患者的病识感，会保护患者避免各种不幸之事。

而拥有病识感的B发现躁狂之后会立刻为其命名，直接带去躁狂"法庭"。"检察官"说："你承认躁狂吗？""最近几天花了不少钱吧？立刻去医院吧！""吃了奥氮平片[1]，长胖了十公斤，不过还是要去。"厚颜无耻的"律师"却郑重地表示否认："不是吧，没有任何问题，看起来不错啊！""你太担心啦！只是心情变好了而已。"B在两者之间左右为难，最终下了判决。他想了很多，在心里结束庭审，回想过去的案例、事件的始末，服从"请去治疗"的判决，坐上了前往医院的公交车。

你在生病的状态下，不论怎么思前想后，大脑也无法指挥双脚，带你到你想去的方向。所以，当疾病已经入侵，想要操控它是不可能的。就像"这种状况很快就会过去"这句话一样，"现在就去医院吧"这句话，也可能会成为我们随时可以实践的箴言。因此，我们会穿好衣服，去医院就诊，在持续治疗的茫茫大海中锚定自己的位置。因为我们有病识感，才能做到这一切。

1　奥氮平片：抗精神病药物，可用于治疗躁狂，但会造成体重增加。

🐱 "精病 er"[1] 的专属语言 🐱

长期以来，精神病患者们都没有合适的语言。很难找到合适的术语彼此称呼，说明疾病的症状或特征，表达时而悲伤、时而哭笑不得的事情，也很难找到群体内部使用的隐语、缩略语等。

所有的精神病患者都会在某个瞬间心里犯嘀咕："原来我是精神病患者。""精神病人""精神病患者"这样的说法，用来称呼、指代和判断我们。大多数患者与身边人的日常对话中，只有必须提及精神病时才会委婉地表示"我在吃'药'"，"明天要去接受'咨询'"。但是，所有人都知道，这些话绝对不足以说明我们与我们的疾病。

2015 年左右，社交网络上开始出现"精病 er"的说法，使用这个称呼的网友逐渐多了起来。自称为"精病 er"的人们以认同感为基础，形成了一个网络文化群体。把精神病缩略为"精病"之后，患者、当事人、生病的人，综合当时流行的造词法，即行为之后加上表示行为者的英文后缀"er"，组成了这个词语。

有些"正常人"会在这个自嘲、粗劣的词语面前感到不适。不过，"精病 er"们并不介意。"我们是精神病患者，精神病是我们人生的一部分。"为了解释这一点，精神病患者需要进行冗长而艰难的、接近于辩解的说明。公开精神病的瞬间，必须竭尽全力安抚不知所措的对方。

1　这里指代活跃在社交网络上的精神病患者。

我们因为这种情况而感到疲惫，所以需要简单、直接而幽默的语言，哪怕是自嘲。感觉终于拥有了至今没有过的"专属称呼"，是自称，也是你我彼此的称谓。五年之后的现在，"精病er"一词无论是什么意思，都在各种网络社交媒体上广泛使用。

我知道，说出自己的精神病患者身份并不是结束，说不定非但没有结束，反而是痛苦旅程的开始。在此过程中，必然会与很多群体发生冲撞。首次入住封闭病房时，我告知了父母自己是精神病患者的事实，紧紧抓住转过身去的父亲的手，补充了一句："您……会理解我吧？"

我只是想告诉大家，"我的真实面目"是精神病患者。我已经厌烦了永远都要隐藏或者说谎，辩解我究竟是谁、我有着什么样的故事、什么样的日常生活。我想成为集体的一员，就要接近集体，参与交流，表现自我。因此，我必须向对方传达自己的精神内核。所以，我当时是如此迫切。周围精神病患者朋友们也以同样的心理经历了同样的过程，结果十分艰难，或离家出走，或被迫断绝关系。

因此，我们在公开自己的患者身份之前，需要经历三件事：第一，必须再三强调。第二，对于谈话的对象需要做好事前调查工作。第三，在揭露真相之后，对方与自己的感情很可能出现波动，产生矛盾的可能性也很高。

和语言同等重要，不，比语言更加重要的就是疾病认同。这种病不是一次性的，而是具有反复性，随着时间的流逝，不断壮大，日增月长。然而，我们总是轻易抹除它的时间性与因果关系。"那是过去的事了。""现在没事了。""我只是脾气不好。"我们很容易产生这种错觉。但是，疾病并未消除，发病时间只是在隐藏文件夹里而已。一旦复发，还是老样子。这也正是令患者们绝望的瞬间。

我们很容易把发病给他人造成伤害，或者自己遭受损失的状况抛之脑后，只认可自己状态还算不错的那些时期，掉进选择性记忆的陷阱。但是，我们不能否认当时那个人不是"我"，各种事情不是"我"所为。我们必须承担自己的所作所为。重新梳理自己惹出的事端，把前因后果弄清楚，是你必须要做的事情。

这段时间什么发生了改变，我们经过了怎样的时间线，我们所做的事情会停在地平线的哪一点呢？我们必须决定这一切。

🐱 "自助"的患者们 🐱

"自助小组"的"自助"，是"自己帮助自己"的意思。因为可以表达精神病的语汇有限，患者们会寻找拥有同样经历或者度过了同样时期的同类诉说。大家都曾经通过冲动、偏离行为等其他各种尝试，减少痛苦或者空虚，也在经历过这些疯狂时期之后下定决心服从治疗。此时，自助小组可以起到非常重要的作用。

躁狂严重的患者会对其他的躁狂患者说："原来你是躁狂啊。""你换了什么药呢？""哇，吃了那么多药也能活下来？"听到这种玩笑话，自然会咧嘴笑出来。一起分享服用精神类药物的困难，抱怨药物的不良反应或者大小，然后拿疾病开玩笑。这种共享疾病基本认识的患者组成的自助群体会让患者感到安心。再进一步，如果是可以提供帮助的关系，发现成员细微的求助，一起吃饭，或者帮助打扫，陪同去医院，根据情况提供少量的经济资助等，则可以扩大为广义上的自助群体。

2016 年初，我组织了"女精病 er 自助小组"，每个月的多数参与者都对自助小组的作用给予了积极肯定。有一次共有十八位朋友参与，狭窄的会议室显得非常拥挤。

自助小组的成员们分享了各种信息和有用的小技巧。从低收入群体医疗资助或者残疾福祉政策、向医生顺利说明病情的方法、早晨不忘记吃药的秘诀，到遭受父母虐待或者校园暴力、家庭矛盾等人生经历，无所不谈。我们说明自己的症状，接受情况相似的参与者的建议，对处于危急状况的人们全部都像对待自己的事情一样进行指导，一聊就是五六个小时。在这里可以谈论疾病与政治，也可以谈论因疾病而产生的小插曲等敏感的个人事件，所有对话都以匿名形式进行，保持和睦。每次都有既定主题，大家也严格遵守各种规定。尤其值得一提的是，举行"自杀"主题聚会时，我刚进行过一次严重的自杀。在这里，我们可以坦诚对话，以自己一个人绝对无法进行的方式，思考与总结自杀这个主题。

以这个自助小组为起点，我又在社交媒体上组织运营各个地区的精病 er 自助小组，还出现了"青少年精病 er 自助小组"之类的特殊自助小组。当然，所有这些尝试并非全都取得了成功。

但是，这种做法证明了一个事实：精神病患者们能够以自助为目的来组建社会小组。

大多数人听到要"召集精神病患者"时会产生消极反应，对此表示不信任。没有专家在场，说不定会发生什么不好的事情，万一出了事故，该怎么办呢？然而，参与过的人就会知道，自助小组的氛围反而更像是每周一上午的会议时间。大家一本正经地围坐着进行讨论，像对待自己的事情一样为他人的痛苦而烦恼。与世俗偏见不同的是，精神病患者们见面不会给彼此添麻烦，不会举行自残聚会，不会鼓动并享受破坏行为，更不会专门进行反社会行为。而且，不少精神病患者能够真实面对所属集体中出现的问题，解决在聚会中发生的矛盾，观察状况并解决问题。

我建议各位患者试着和周围的人组建自助小组。自助小组并非只有月度会议这一种形式，你可以和周围合得来的人自由组建。需要注意的是，自助小组的目标不是把某个人拉出泥潭，而是保持适当的距离，创建一个气氛轻松的团体，让患者们定期、持续外出参与社会活动，互相鼓励，同时也可以定期检视自己的状态。

第四章

抑郁症：像猫咪一样生活

理端：你好，猫咪老师，我是理端。我想借此机会，请教一下对抑郁症患者及其身边人有所帮助的建议。你和很多抑郁症患者一起生活，一直非常爱护各位重度抑郁症患者。据我所知，你在这个过程中发现了很多管理抑郁症的有益方法。

猫咪：你好，很高兴见到你。我是猫咪。虽然我的专业不是治疗抑郁症或者精神病，但是这些主题与我的生活密切相关，是我经常思考的问题。就算不是重度，抑郁症复发或者慢性化的患者们，很容易恶化为重度患者。我们只能乘坐着终点未知的抑郁症列车管理自己的生活，这并不是一件易事。抑郁症患者们都在和某种东西斗争。不管那种东西是否具有物理实体，或是一种抽象形象，永远都令我们的日常感到绝望，令我们脱离自己的人生，与他人产生矛盾。我分析了重度抑郁症患者们的状态，在此分享如何在抑郁症发作中存活下来的办法。

理端：出现以下症状的患者应该怎么处理呢？周围的人又该怎么做呢？

> * 一整天窝在床上；
>
> * 不出门；
>
> * 不洗漱；
>
> * 家里乱七八糟。

猫咪：患上抑郁症，患者的世界就会逐渐缩小。刚开始，还可以像其他人一样生活，也能够外出和适应集体生活，但是会逐渐变得困难，与他人见面的次数、外出的次数急剧减少。这不仅是人际关系的问题。患者会感到舒适的空间逐渐减少，可以乘坐的交通工具也减少了。不能坐地铁，也不能坐公交车，活动半径缩减为住所周边。后来就不喜欢外出，仅在家里活动，躺在床上起不来，活动范围局限于床榻。最终，对自己身体的感觉也消失了，无法而且感觉没有必要照顾自己。你提问的那些案例，全部展示了抑郁症患者的活动半径缩减为家里、床榻、自身的现象。

遇到这种情况时，不是按照"身体→床榻→房间→家"的顺序恢复正常生活，而是必须一次性解决全部。为什么呢？假设好不容易洗了个澡，但是毛巾脏了，地板上的垃圾沾到了干净的脚掌上。从那一瞬间开始，抑郁症卷土重来，前功尽弃。因此，不如下载家政服务 APP，无需与服务人员见面，外出两个小时左右，回家之后就会发现房间打扫得一干二净，脏衣服也洗好了。只要洗个澡的工夫，生活环境与卫生问题即可同时搞定。我住两室一厅，包括洗衣服在内，总费用为五万韩元（2020 年的标准）。在抑郁症康复之前，把日常清扫等家务活交给这种服务，有助于专注治疗。

理端：猫咪老师，以下情况应该如何应对呢？

* 自残之后心情变好；
* 每天酗酒；
* 反复谈到自杀；
* 故意使自己陷入危险状态。

猫咪：自残意念与自杀企图是抑郁症的常见症状。我只想说两点：自残无法避免，但是如果对方自残的方法、程度、位置等和平时不同，可以明确告诉他"你的自残／自杀企图与以前非常不同"，劝他去医院说明一下这种异常。因为，自残方法会经历反复的过程，程度会逐渐加重。所以，方法突然发生改变，暗示着很多事情，尤其可能危及当事人的生命。自残绝对不是只有一种含义。也就是说，自残一定不只是"向他人求救"，也不是"不会再次发生的恐怖禁忌"。自残可能不是想要引发关注的行为。虽然大部分人到了二十五六岁，自残的想法会逐渐缓解，但有些情况下，这样的念头也可能与年龄无关，一直有所残存。

如果自残是一种相对能动的行为，则还有另一种与之不同的、被动的行为习惯，把当事人推向危险与最终自杀。每天都要喝酒的酒精依赖症患者并不一定会自杀，但是只要喝酒就会丧失理性、打架、冲上马路或者高处、出现冲动性爱行为等。这种"放任"的习惯更加危险，可能会成为当事人的本性。因为只要欲求减少，能动性质的自残就会一并消失；但是只要环境和条件得到满足，有害习惯总是会随之出现。

理端：遇到以下这些情况，患者很难说明自己的疾病，就算做出说明，其他人似乎也对此束手无策。应该怎么办呢？

* 语言表达能力匮乏，无法沟通；
* 无法感受情绪；
* 出现奇思怪想；
* 认为自己毫无用处。

猫咪：抑郁症令人感到绝望的原因，是它会夺走患者的语言能力。抑郁症患者都会遇到一道难关，那就是如何解释自己的疾病。抑郁症患者的词汇会消失，就像他们会感到世界缩减了一样，也无法正确理解语言。抑郁症患者会用语言之外的模糊不清的东西进行思考，因为他们的思考并不一定只能借用文字与现实形象而实现。抑郁症患者最常说的一句话是"我不太清楚"。患者本人与周围的人都必须明白，语言无法成为抑郁症患者与现实的连接纽带。交流一定要通过行动，或者言行结合。

举例说明，我有一位室友，抑郁症发作一年，认为自己没有价值，所以没资格吃饭。我对她说："你有价值，你可以好好吃饭。"她却听不进去。在这种情况下，不如直接做两人份的饭菜，劝她坐下来一起吃。

抑郁症患者通常会出现表达或者反应迟缓。如果患者出现异常、强迫行为，或者显而易见的言行迟钝，监视他的时间感觉与行为习惯是最好的解决办法。但是不要直接质疑"你为什么这样？""为什么说话这么慢？""哪里不舒服吗？"这种提问方式会刺激患者。患者会认为自己表现出来的症状遭到了指责，感到十分羞耻，因而想要隐藏这种思考与行动方式，最终延迟了治愈时间。

理端：猫咪老师，遇到以下这几种问题应该怎么解决呢？

> * 认为对方应该去医院接受治疗，却不能带他去；
> * 和这样的人在一起，感觉抑郁会传染。

猫咪：以上情况都与"介入"有关。请务必记住：介入过程中应当优先考虑的不是介入对象，而是介入者自身。我们周围有很多处境艰难的精神病患者，我们不可能帮助所有人。不妨先考虑一下关系的远近。比如，面对出现了家庭问题的网友，我们能否劝对方"离开家庭"呢？反之，如果网友劝我们"不要继续这种生活了，离开家庭吧"，我们会有什么反应呢？隔着虚拟的网络世界，我们对网友的生活几乎不具备影响力。

抑郁情绪的力量很强大，具有传染性，提供帮助的人通常会一起变得抑郁。抑郁情绪的传染会消磨我们的善意，让我们像对方一样陷入无限期的抑郁。因此，我们有必要与患者的情绪保持一定距离。虽然这一点很难做到，但哪怕只是做做样子，尽量保持社交距离，也非常重要。例如，父亲酒瘾发作，一直吵着要喝酒，在房间里折腾，其他家庭成员必须若无其事地坐在饭桌前吃饭、看电视，只有这样才能维持家庭正常运转。不要被对方的抑郁情绪影响。就算对方整天睡觉，不吃饭，不做家务，我们也不要改变自己的生活计划。只有这样坚持自己，才能为逐渐好转的抑郁症患者提供有助于痊愈的生活环境。

理端：抑郁症和自杀可谓形影不离。对于以下这些情况的患者，你有什么建议呢？

* 自杀失败的人；
* 身边有人自杀。

猫咪：对于自杀、自杀尝试，以及周围有自杀者的状况，我们的理解十分不足。如果说某人"尝试自杀"，我们会怀疑其真实性，估量那种行为与死亡的距离，即，当事人的危险程度究竟如何，是不是差点儿死掉。如果周围有自杀者，我们还会私下合计自己与当事人的关系的远近，以及当事人受到的冲击。提到"跳汉江自杀"，你会想到什么状态呢？

理端：我会想象跳到汉江里，然后被救援队救回，活了过来。

猫咪：对吧。是否跳了下去，这个事实是一道很鲜明的分水岭。因为，进行这种极其严重的自杀尝试的瞬间，当事人的人生就已经结束了一次。醒来再次回到现实，当事人会很难适应。你曾经说过，自杀过的人存在于另一个空间。我也如此认为。面对自杀未遂的人，我的原则如下：不论当事人多么想死，做过多么严重的自杀尝试，就算客观而言后果并不算严重，也绝对不可小视。当事人充分体验过尝试自杀后的"非现实感",需要做好一定准备才能进入下一阶段,我们应该为其构建重新回归社会的空间。简言之,给当事人适应新变化的时间。可以询问自杀情况或者其他事项,也可以保持沉默。一定要保持你自己的节奏,不要过度陷入对方带来的与自杀相关的特有氛围中,这一点非常重要。

如果身边有人自杀,你可能会感觉对他的记忆像债务般沉重,无法再与那个人产生任何互动,你的人生因而产生了一片巨大的空白。你可能会在他的忌日前后陷入巨大的悲伤,可能会倍感挫折,可能会执着于他留下的记录。有时,你还会认为他的死亡是自己幻想的谎言,无法确认真假。但是,有一点是明确的:哀悼是生者的特权。只有活着,才能为之哀悼。

理端:那么遇到以下情况应该怎么处理呢?

> * 同样的事故反复发生;
> * 无法完成自己负责的事情,无法执行被分配到的任务。

猫咪:抑郁症患者的机能通常低于他们所想象的正常状态。尽管如此,抑郁症患者还是会多次尝试证明自己并没有变得如此糟糕。这些尝试通常会遭遇挫败,令他们更加难受。尤其在职场或者学校中，社会交往遭到巨大失败，抑郁症患者就会一蹶不振，躲藏、逃离或者回避社会。不幸的是，这种循环会继续。抑郁症患者们相信，如果得到经济资助、重新开始，如果状态好，如果不发生其他问题，就会变得好起来。然而，任何人也无法保证这一点。只不过，如果我们可以提供帮助，在抑郁症患者打算重新挑战时，我们就可以提供心理、物质上的支持。如果反复发生同样的事故或者失误，可以理解为还有很多机会。因为这是患者不断进行各种尝试的证据。如果条件允许，可以提供他们需要的帮助，会更有效果。

再者，当患者遭遇失败时，我们的应对核心是不要采取责备的态度。责备或者失望等直接表达，对于本来已经十分自责的抑郁症患者而言可谓毒药。尤其是采取常见的"刺激疗法"，不断说出"严重的话"，根本达不到激将法的效果，不少抑郁症患者还曾表示在心里留下了毕生伤痛。因此，绝对不能这样做。表达支持与心平气和的反应是最好的。抑郁症患者的最卓越的能力之一，就是能识别出对方故作安慰的客套话，所以安静地陪在他们身旁可能更好一些。如果实在没办法，请吃一顿饭、买一杯饮料的安慰效果胜过千言万语。

理端：不少患者抱怨抑郁症导致体重增加或者体力下降，应该怎么解决这些问题呢？如果患者认为自己外貌丑陋，周围的人应该说些什么呢？

猫咪：周围的人只需记住一点：不要说出抑郁症患者已经知道的事实，比如"最近长胖了"等。不过，这似乎很难做到。（笑）抑郁症患者已经非常痛苦，而这句话无异于是在说"我不想继续与你来往了"。

抑郁症患者的特点之一是自我贬低。就算外表没有发生任何变化，也会经常认为自己十分丑陋。就算病情好转，可以外出，也会很容易受挫。因为照镜子时，会认为"不能就这样出门"。体重剧增的抑郁症患者们，明确知道自己的体重增加了，所以对于与体重相关的日常对话十分敏感。如果想要让抑郁症患者活动一下，首先你自己得活动起来。选择一条人不多的小路一起散散步，这样的建议永远都会得到赞同。如果想进行其他活动，也想调整食谱，那就买点菜，去对方家里看望。把蔬菜切成条状，一半一起吃掉，另一半放进冰箱，他自己会吃的。如果还想进行其他活动，那就花点钱吧。帮他实现愿望，不管是去学习班还是做运动，帮他交钱。这种方法也适用于抑郁症患者的自我照顾：适当进食，给自己喂水，一周至少买一种蔬菜给自己吃。

有些方法对重度抑郁症患者很管用。不要问他们"你想做什么"，因为他们很难具体说明自己想做的事情。"你想看什么？你想听什么？你喜欢什么温度？"以这种方式进行具体的提问，就可以找出患者想去的场所。如果对方说"想看大海，想捡贝壳，想游泳"，你们就可以一起制订去亚热带海边等地方的出行计划。如果想去冲绳，就购买去冲绳的机票，订好酒店房间，准备好泳衣和生活用品一起出发。到达目的地之后，没有必要观光旅游，直接去他之前想到的那个地方。像这样，完成一个心愿，对于重度抑郁症患者而言，会成为经历很多变化之后得到的珍贵记忆。

以同样的方式，也可以计划国内旅行、都市探访、郊游等。如果抑郁症很严重，只要把场所局限于患者的活动半径之内即可。

理端：我还想请教一下关于金钱的事情。比如，有的患者可能会面临经济困难。虽然想帮助这样的患者，但自己也能力有限，不知道应该以什么方式、帮到什么程度呢？直接给钱更好呢，还是买东西送给对方更好呢？

猫咪：对于一个生病的人而言，金钱同样是一个令人痛苦的问题。在患有精神病的情况下，如果还面临经济困难，大概就会考虑自杀。抑郁症患者们已经因为抑郁症而花费不少。

重症的患者会花掉很多钱。那不仅是住院费或者医药费上涨的问题，重度抑郁症患者的生活基本支出本身就很高。并不只是衣食住行的问题，因为重度抑郁症患者们永远渴望可以使自己心情稍微变好或者改变自己生活的外部变化，所以消费频繁。就算并非必需品的便宜货，也会买十多个。重度抑郁症患者很容易陷入囤积障碍，看到买来的这些物品又会感到厌烦（不必要的消费会导致失败感），所以又会打包处理掉。

抑郁症患者很难拥有正确的金钱观。他们需要的并不是财务咨询，而是首先搞明白自己使用的金钱的现实价值。例如，计算付出多少劳动、花费多少时间才会赚到一万韩元，或者列出用这一万韩元可以买到的物品的价值目录，都会很有帮助。然后，把一万韩元扩大到五万、十万甚至一百万韩元，就会进行更加合理的消费。必须具备掌控金钱的能力，才能在当今社会生存。如果难以想象劳动，可以先把钱换算成等价的物品。一万韩元的价值与一万韩元可以购买的物品所带来的满足感可能完全不同。快速扭转这种情况的方法是亲自赚钱，但是对于难以想象未来和工作的患者而言，这个"栏架"太高了。在这种情况下，我建议患者应该承认自己的金钱意识淡薄，需要制订限制措施，不要一天花费过多金钱或者肆意浪费，防止有限的金钱流向不合理的地方。

至于周围的人们帮助抑郁症患者的简便方法，我最先想到的是，只提供给对方当前必需的金额。但是，这个"必需"却又因人而异，所以应当根据当事人与患者之间的关系，或者患者的病况，慎重考虑之后再做决定。

如果抑郁症患者处于最危险的状态（自杀高危群体、没有住院费或者生活费、居无定所、暴力倾向等），应该立即联系公共机构，申请相关福利协助。

如果不是这种危急状况，为患者提供生活必需品或许更好。如果住得较近，一起去买东西也是不错的选择。不过，最重要的是，首先确认自己手头是否足够宽裕，是否只是一时心血来潮想要帮助对方。一两次小忙，谁都能帮。但是，长期帮助一个人，需要首先判断自己是否健康，是否力所能及。在抑郁症患者最贫困、病情最严重的情况下，拯救一个人的人生并不容易。

理端：原来如此。您的各种说明给我留下了非常深刻的印象。

猫咪：任何人也无法预测抑郁症的尽头。看起来有所好转，也可能再次恶化；看起来持续变差，某个瞬间却又重回"正轨"。不过，需要熟知的基本知识是，抑郁症无法通过自我调节而痊愈。这并不意味着你就无能为力，而是说，在你的能力范围之外，不要费劲企图战胜抑郁症。每个人管理抑郁症的方法和效果都有所差别，所以没有必要执行别人推荐的所有行为，结果搞得自己精疲力尽，深感挫败。你应该首先找到适合自己的方法。任何人都无法保证你这次的抑郁症发作会持续一个月还是半年，甚至一年以上。就连你自己，也无法预测疾病的预后与持续时间。我们必须做的是，不论抑郁症持续多久，都要具备相应的抵抗力与恢复弹性。

理端：有什么方法可以应对或者改善抑郁症吗？

猫咪：抑郁症是一种难以彻底断绝的病症。我今天与抑郁症对抗，洗漱、吃饭、外出、上班，或者在社会上扮演一个正常人，满足地睡着了，第二天睁开眼依然可能心情很糟糕。就算心情还不错，也随时可能中途坠落。任何事情都没有持续的保障，只有变差的确定性。这是抑郁症最令人厌烦的一点。确定的事实是，无价值、无用、无力、无能、自我厌恶的想法，与各种情绪、情感迟钝还会再度来袭。对于抑郁症患者而言，这些症状非常顽固，怎么也摆脱不掉。

抑郁症患者不认为自己心里会突然冒出什么积极的想法。他们已经忘记自己的初心，毫无感觉，没有体力，维持生存的基础行为都很难。抑郁症患者总是轻视自己。他们大多会认为自己没有用处，没有能力，在他人面前没有任何正面形象，也无法产生积极影响。更严重的情况是，坚信自己是无价值的存在，甚至不如路边的蚂蚁。

抑郁症患者的想法很近似，同时又会出现两个方向的差别。有的人会苦苦期待外部出现什么革新性的事情，生活发生改变，比如世界灭亡、战争或者意外事故、灾难等，此时到达悬崖尽头的自己就会迎来一个新世界（悲剧性结尾或者死亡）。另一些人则执着于自杀，认为这是永远改变自己生活的确定方法。到了这种状态的抑郁症患者，如果想要稍微抵抗抑郁症，可以说唯一的方法只有学会打发时间。

当一个人在墙上准确地钉一个钉子，或者小心地搬运沉重的花盆时，抑郁就难以对他发挥力量。所以，不妨把需要各种身体器官合作的事情，塞进每天的必做事项之中。不一定非得是什么大事，就能帮助打发时间。可以从做家务开始，比如整理房间、大扫除、洗碗、搬行李、铺床、叠袜子、收衣服等，集中于一件事。这会教给我们如何打发时间、如何有规律地做正确的事情。

除了这种方法，也可以寻找自己的专属方法。随着状态的好转，可以扩展为运动项目或者兴趣活动等。感觉情绪窒息时，立刻开始执行提前确定的某项运动。立刻认识到抑郁发展的势头，以行动终结它，一开始真的很难做到，但是多加尝试之后，就会成为专属于你自己的有效方法。

理端：最后一个问题，你认为抑郁症患者可以做出什么努力呢？

猫咪：抑郁症患者们很努力，非常努力，但是未必能正确掌握努力的方向，我们必须注意这一点。比如，我见过很多年轻的抑郁症患者对如下症状苦不堪言：记忆力减退、阅读障碍、读写能力低下等。他们非常努力地想要恢复读写能力。他们不断阅读，还买来笔记本做抄写。大多数患者还在上学，读写能力与自己的存在价值密切相关，所以他们认为失去这种能力是一件很可怕的事情。但是，处在重度抑郁症那种大脑机能低下的状态，要求一个人"像以前一样"读写，其实是一种很过分的要求。很多抑郁症患者都有过类似经历。无法像以前那样顺利阅读，也很难书写。为了抄写或者写日记而买了昂贵的笔记本和钢笔，却坚持不到五页。而且，笔记本越攒越多，对自己的能力逐渐死心，感到委屈，埋怨自己连这种小事也做不好。

有人会问，抑郁症患者能够把自己恢复的可能性提升到最大值吗？以现在的状态，可以重新踏上以前走过的路吗？如果这样确定目标的话，你在这场战争中只有失败。你的目标不是重新获得以前的能力。你不是面临暂时性障碍、想要恢复技能状态的患者。你已经失去了曾经拥有的一切。不过，这并不意味着一切已经结束。现在是你的起点。所以，绝对不要一心想着恢复自己的能力，你的能力也在与疾病做斗争。

抑郁症患者必须成为自己生活的管理者，才能活下去。要积极地把确定的规则、重复的训练带到生活中来。一个行为接着一个行为，让行动像多米诺骨牌一张接一张倒下那样，持续不断地发生。不一定要肯定和爱自己，因为我们已经过了可以凭借调整心情来拯救自己的时期。只要动起来就可以，像猫咪一样吃好、睡好，就已经很棒了。

第五章

躁狂：老实人的地狱

患有双相情感障碍（又称躁郁症）、初次经历躁狂发作的患者，会把其当作神灵赐予自己的礼物：他们可以做任何事，可以成为任何人，人生因为躁狂发作而冲上巅峰。但是，复发几次之后，患者就会陷入忧虑。他们担心躁狂会毁掉自己的人生，所以选择隐瞒病症。等到惹出事端之后，才打算采取手段。最终，当他们知道躁狂不论以什么形式出现，都会把自己带到悬崖边，这才会变得老实起来。他们会在症状出现之前产生预感，立刻去医院，把之前服用的药物全部换成抗躁狂药物——大量的丙戊酸钠（德巴金）、锂盐、拉莫三嗪（利必通），以及数不清的阿普唑仑。于是，他们陷入了地狱，老老实实对待躁狂之人的地狱。本章将为各位提前介绍一下这个地狱。

最近，我在这个地狱里连续摸爬滚打了整整三个月。也就是说，去医院坦白自己的躁狂，并且开了很多抗躁狂类的药物。"在躁狂面前老实点儿。"这是有经验和病识感的双相I型障碍患者使用的语言。

几年前，一位主持人曾说："今天的心情时好时坏，像是得了躁郁症一样。"那个人的意思是，心情呈曲线起伏，时上时下。实际上，他有可能就是躁郁症患者。不过，我记得网上有不少人批判了他的这种说法。其中印象深刻的一句话是，"理端也在旁边摆摊"，我当时在摆摊卖漫画，我还记得麦克风与扩音器里传来"躁郁症"的说法，现场观众大笑起来。他们可能觉得"躁郁症"这个说法直观地表达了心情起伏不定的精神状态。

"快要躁狂发作了。""我好像患上了躁郁症。""像得了躁郁症一样。"这些表达对躁狂充满着模糊的幻想，其认知大多是不准确的。非精神病患者们会看着"躁郁症"这几个字，想象关于疾病的所有，可能正确，也可能十分片面。但是，只根据"躁"与"郁"所构成的上升与下降曲线，无法完全理解躁郁症。

躁郁症患者必须竭尽全力与起伏的疾病做斗争。我们难以预计躁狂会在人生中留下几次曲线式的伤害。长期躁狂患者到达的地方是如茫茫大海般的精神病世界，这里的浪高、冲击与影响力，远远超出"我今天的心情指数如何如何"这样简单的表述。我们陷入妄想，陷入偏执性精神病，陷入思维障碍，执着于人、动物、神灵、某种知识或者情绪，感觉自己似乎会犯罪，好像犯罪也没关系，没有人会相信我们。所以，我们必须开动大脑，与疾病一起渡过这个难关。就像没有胳膊的人背着没有双腿的人走路一样，我们必须拖着被毁掉的精神往前走。

社会上对躁郁症的普遍认识如下：

> * 躁郁症是一种令心情起伏不定的疾病。
> * 躁郁症会让人突然心情变好，又突然变坏。
> * 躁狂是天才的症状。
> * 躁狂发作时会感到幸福，心存希望，所以不
>   会自杀。
> * 躁狂患者不需要他人的帮助。

　　首先必须指出的一点是，如果说躁郁症是一种与"心情"有
关的精神障碍，只是说出了疾病的极少部分。

　　躁狂发作时工作效率更高，可做的事情更多吗？有这种可
能。但是，躁郁症患者难以保证一定不会给自己或者他人带来损
害。躁郁症的抑郁期比单相抑郁症引发的情绪落差更大，可谓是
曲线的最底端，却不是实际与疾病做斗争时最难的一点。疾病发
动猛攻时，身体就会自动启动维持正常生活的管理体系。在这
方面，抑郁期反倒会比躁狂期有利得多。但患者不会维持基本
的模式，而是追求冲动与新鲜，比起反刍与分析，更热衷于灵
感与实验。因此，不仅对"维持"生活习惯、"持续"等概念没
有太大兴趣，而且很可能认识不到为什么要进行管理。

　　躁郁症患者沉浸于自己的恣意思维，对其他东西，例如衣食

住行、睡眠等毫无兴趣，一段时期之后就会面临虚脱。躁狂患者会发出求救信号，却可能十分微弱，或者不是通过语言表达。他们奇怪地过度关注他人，会在大脑中进行太多对话与自我防御，担心被他人剥夺时间或者产生不和谐感，可能会故意回避表达，刻意走向孤立，或者远离人群。躁狂患者的主要问题体现在工作能力、成果、目标、财产，以及自我等方面。自我的呼唤、以使命感为后盾的哲学、宗教、心理学，是适合躁郁症患者关注的学问。我打算借用学术语言，说明一下自己的经历。

在躁郁症加重之前，患者们会经历相似的几个阶段。他们大多在十几岁出现具有自杀倾向的躁狂症状，却通常会被看作"越轨行为"或者艺术行为，人们对此置之不理，或者反而予以鼓励。到了二十岁初期，一般会经历比较严重的躁狂发作，并把惹出的事端看作醉酒行为或者一次偶然越轨，而非疾病。但是，像这样"看似偶然的脱轨"会一直伴随躁郁症患者终生。也许没有人认为你患上了躁郁症，就连你自己也是一样。或许你会说，自己只是太累了，只是压力太大了，只是生活艰难，只是贫困，只是喝醉了，只是遇到了刺激精神的事件。但是，这些说法都错了。只要得过一次躁郁症，就相当于上了车，再也无法下车，而且车速只会越来越快。

人们对躁郁症的刻板印象通常分为以下两种：一是像前面的例子那样，认为躁郁症只是"心情波动"；二是认为躁狂是一种"艺术家病症"，具有"创造性"的特质。很多历史人物都因为"躁郁症"而受到现代医学关注。电影《思悼》火爆上映时，我看过很多报道分析影片中的思悼世子[1]可能患有躁郁症。我们都明白以现代疾病医学的坐标分析过去的艺术家并不适合，治疗躁郁症患者的医生却十分热衷于这种尝试，躁郁症的相关人士们试图从这种疾病中寻找某种积极的可能性。

◎ ◎ ◎

　　从几年前开始，我不再根据当下的情况对症治疗，而是根据前一年的统计结果选择药物，这样的治疗方式取得了不错的效果。即，以过去治疗中的发作频率作为参考，调整药物。简单来说，根据统计，大概可以假定我从 2 月份到 8 月份是躁狂期，从 9 月份到次年 1 月份是抑郁期。我由此安排了抗抑郁药和心境稳定剂。

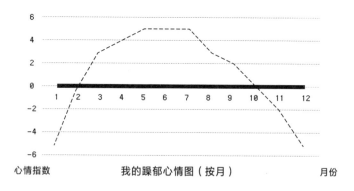

心情指数　　　　　　　　　我的躁郁心情图（按月）　　　　　　月份

1　　思悼世子：即李愃（1735—1762），朝鲜王朝王族。由于患有严重的精神疾病，加之朝中党争等因素，导致父王英祖令其自裁。他不肯就范，遂被关进米柜中，数日后活活饿死。死后英祖赐谥“思悼”。影片《思悼》讲述的就是他的一生。

我所经历的第一次发作并非单纯的躁狂，而是混合性发作。此前，我总是在夏天偷偷离家出走，露宿街头，骑着自行车去外地。10月份时，我的写作量增长了五倍。此后每年冬天都会独自旅行。对于这种冲动，我和父母的分析各不相同。父母认为我是一个开朗的孩子（天呐），我却无法理解自己。从十六岁开始的幻觉一直持续到高三那年的九月。此后我也常常露宿街头，或者去往陌生的外地，搭顺风车随便去一个地方留宿。这样做会使情绪得到某种缓解。后来我被确诊为"反社会型人格障碍"。

到了二十岁，我的精神病真的越来越严重，期待着制造了当前困境的那个坏"我"（抑郁症）离开，同时防范具有生产性的好"我"（躁狂）的到来。每天酗酒，凌晨去与父母同住的朋友家，翻越墙头，敲窗叫他出来一起喝酒。我还有过自残行为，虽然以前已经做过一些可能会被称为自残的行为，但是那段时期的自残不一样。我用刀子划自己，可问题是野营刀的刀刃厚度足有几毫米。"你不能那样做。""可以做。""你做不到！如果你做到了，我就认可你。"每天凌晨，我都会握着那把刀，与当时的各种"坏"幻觉争吵不休，展开主导权争夺战。我当时已经失眠八个月，饮食主要由啤酒代替。心情好的日子就会向各位朋友借学生证，借几十本书，吭哧吭哧背回家，却一本也读不下去，后来还要交几万韩元的逾期滞纳金。

那段时期，我对精神疾患的观点相当狭隘，认为躁狂和抑郁就像是白昼和黑夜，只要太阳出来就会变好。然而，纠缠我的并非那种物质形态的光明，而是只有我自己知道的思维种子。我以

45

为自己对生活一团乱麻的原因了如指掌，以为朋友、恋人、父母可以理解我变成这样的原因。这些想法是多么的幼稚而狼狈。这种对病态的恣意合理化，后来开出一朵朵花，还结了果实，发芽抽枝，长成一片茂密的树林。

我经历过躁狂，却并未吸取教训，没有意识到自己不该做这事、不可以做那事。但后来我学会了"能量理论"：适当消耗能量，以此调节躁狂的涨势。如果有人邀请我一起去某个地方，我就会无条件同行。在接连不断的酒局上，我一直都是王者。疾病还鼓动我参加女学生会选举。我对照顾人很有自信。经历过躁狂的人都会明白这一点：新事物会拯救我们于水火之中。

当时的我对于躁狂只了解皮毛而已。对我而言，躁狂像是斯拉夫文字一般难懂。我掰着手指头，把自己的第一规则清点如下：想要尝试"崭新的"事物，每句话结尾都会哼唱起"崭新的，崭新的"这句歌词，总之，只要潜意识中对某种行为以"崭新的"来修饰，就可以判断为躁狂发作的前兆。这算是比较准确的判断。现在我的主治医生只需要通过以下两种情况把握躁狂的前兆：（1）是不是想要换药？（2）是不是不想睡觉？

现在，我有一份行动目录，可以用来判断躁狂的前兆。这份长期观察记录在某些方面可能仅局限于我的情况。不过，有可能患上躁狂的各位如果平时简短记录并观察自己的状态，以此为基础把握自己的早期症状，会有助于更快应对疾病。

例如，我几乎不打扫卫生，也不爱收拾东西。然而，躁狂快要发作时，就像是变了一个人。我进行了一次大扫除，还非常细心地清扫了平时根本不关注的区域（比如窗框）。接着自然而然地去超市购买清扫工具、生活用品等，连续几个小时打扫房间，而且不停地自言自语。在写文章的此时，或者翻看自己的笔记本时，我也能极其明确地识别这种前兆：3月18日，我非常抑郁，什么也做不了，写下了"毫无希望""想死"之类的内容。然而，到了3月31日，我却密密麻麻地列出了各种家庭环境改善计划与必需品购入目录、健康饮食列表。此后，不断增加做事目录，状态变得"不错"。我认为，这就是躁狂的前兆。

◎ ◎ ◎

躁狂的前兆，很快会发展为躁狂发作。经历过前兆症状中出现的精神兴奋之后，只要两天不睡觉（失眠），就会正式进入精神病伴随身体症状的躁狂状态。只要踏上了这些岛屿，你就会真正与疾病正面对决。躁狂的各种症状无穷无尽。但就像年轻人随着年龄的增长会变得老练一样，初期发作之后，你也会对这种症状愈发熟悉：

妄想 躁狂常见的妄想并不奇怪。"我很特别。""我可以做到。""我是弱者。""我什么都懂。"这些想法会逐渐演变为优越感，认为自己是被选择的存在，认为自己可以干涉任何人，可以鼓动任何人，就算惹下什么事也不是大错误。我以前见过在商店里偷东西的躁狂患者，他并不认为这样做有什么不对，反而会不开心地反问："你为什么认为我会被抓呢？"就像这样，在躁狂的状态中，患者对自己的能力非常自信，好像自己正在接受神的庇护。

我曾经产生的奇怪思考如下：

> * 大家都爱我。我很机灵，所以大家都称赞我。我只要下定决心，就可以和任何人亲近。听朋友说有酒局，即便没有收到邀请，我也会主动前往。因为我在任何酒局上都会受欢迎。只要我去给他们讲一些有趣的事情，大家就会很开心，我会成为酒局的主角。
> * 穷人买不起私家车，乘坐豪车的都是资产阶级。我不过是爬到他们车顶跳了几下，他们就生气了，说我是疯子，真的很奇怪。我只是以实际行动来表示反抗的无产阶级而已。
> * 我在建筑工地上顺手拿走了东西。虽然物品归工地所有，但就算我不拿，他们也会丢弃，所以没关系。如果我把它做成艺术品，反而会创造出更多的价值吧？

时间 / 速度 / 思考 躁狂患者的大脑中正在构建一个新世界。

首先，时间不是普通的时间，而是按照自己的专属规律运转。躁狂患者通常拥有自己的时间变化单位，在一秒之内可以感受到一分钟，或者感觉一个小时以十分钟的速度快速流逝。因为他们的钟表不是由二十四小时构成。他们有时会把连续的几天当成同一天，有时却连短短三十秒都忍受不了，整个人无比焦躁。对他们而言，标准时间已经倒塌，时间概念不复存在，他们自然就会与发病前的时间观念断了联系，他们的时间观念与正常时间的差距越来越大。

躁狂的特性是速度感，患者的时间观念扭曲，思考问题的速度大大加快。躁狂非常"快"。说话很快，思考很快，各种文字、音乐、场景、形象在脑中快速出现又快速消失，如此反复。因此，患者会对时间的边界感到焦躁。躁狂患者通常感觉眼前的场景太慢，会因别人说话太慢而无法忍受，于是会在等待的时间里思考其他东西，或动手做别的事情。

如果思想是有形的物质，那么躁狂发作的患者会在房间内窒息而死。可以表达躁狂思考方式的词语很多，比如思维跳跃、思考飞跃等。举例说明就是，假如苹果和香蕉放在一起，患者会认为是同一种水果，难以进行区别化的思考。对于躁狂患者而言，由于到处都有新宇宙在诞生和消亡，所以进入思考的过程很快，思维转换的痕迹很容易像水渍一样挥发不见，最终只留下奇怪的思考曲线。

以上三个特征，刺激着躁狂所具备的生产性、创意性与创造性，又会导致三者全部无法发挥，这难道不够离谱吗？想要画画的躁狂患者，画了一整天都感觉不足，对睡觉吃饭觉得反感，整个身体都很焦躁。我见过很多撕毁自己画作的患者。他们几乎很难留下具有艺术价值的作品。向人们展示自己独一无二的想法，与社会达成和解，在艺术领域有所造诣，这些绝非易事。

感觉/幻觉 躁狂的感觉症状非常神奇。这种情况一般称为"感觉过剩"，各位可能都听过这个说法。患者看到的多，听到的也多。几天前，由于失眠导致躁狂加重，我在打车回家途中，看到出租车压着地上的一万韩元纸币，突然有种被命运选中的感觉，进入了"痛苦的麻醉状态"，趴在出租车里，好像自己和出租车融为了一体，眩晕和恐慌几乎令我窒息。

幻觉是躁狂患者的老朋友。有趣的是，最初始的幻觉会从最尖锐的感官中冒出来。我一直擅长视觉认知，在那段时间出现了带有视觉形象的幻觉，却又同时确诊了二十多岁罕见的眼球疾患，视觉的世界倒塌了，幻觉就以听觉的形态重新造访。

幻觉可能自己能意识到，也可能意识不到。我的经验是，应当像用余光观察侧方或者后方一样看待幻觉。同时，我不建议故意观察视觉幻觉，把未能用语言表述的内容具象化。因为视觉环境越是细节化，我们就越是难以区分现实世界与虚构的世界的差异。我主要看到了一些实际不存在却又像模像样的东西，尤其是觉得"有人在"，于是出现更多幻觉。最近，我经历过恐怖事件之后才不再沉溺于幻觉。我屡次坐夜车从一座城市到另一座城市，看到窗外正在下雪，不禁说了一句"下雪了啊"，然后盯着窗外的雪陷入沉思。十几分钟后，却突然发现前方没有开雨刷器，才意识到下雪只是自己的幻觉，于是默默收回了关注，不再看向窗外。

与此相比，幻听真的是一种不寻常的体验。我在过去也经常听到说话的声音，却只是一次性的，或者与特定事件有关。但最近因为躁狂出现了幻觉，走在路上突然听到管弦乐队在演奏巴赫，还有几十个人组成了合唱团再一同演唱。空气中充满了美妙的旋律，其实，是我把路上的噪声全部听成了音乐。我甚至认为"（躁狂）带给我这么多好处，心情很不错，不用去医院了"。我开心地冲进了幻觉展示给我的——不，让我听到的世界。幻听会随着空间与位置的改变而变得不同，在公交车上听到的是雷鬼音乐，在出租车上会听到低声哼唱。其实，这和现实中的聆听行为有所差别。聆听到真实的声音，身体可以感觉到震动。在扩音器前，听到高音量的演奏声，身体会产生轻微的震动，但幻听中没有这种感觉。有这样一个古老的故事：老师出了一个谜题，让学生们带来一种东西塞满房间。其中有一个孩子带来蜡烛，用火光照亮了整个房间。幻听也会像光一样充满空间，我只需要把自己放进幻听的空间，音乐声就会响起。

虽然我还需要搜集更多的经验才能用统计数据来证明自己的理论，不过我想说，幻觉的产生与维持期一般都比想象中更长。经历过一次幻觉的人，未来很可能再次出现幻觉。幻觉出现又消失之后，下次再出现的幻觉，会比上一次更有说服力。

虚脱 患上躁狂的人首先会失眠。因为精神极其兴奋，大脑里不断产生各种想法，要求他做这个做那个。他必须做的事情太多了，所以如果遇到阻止自己的人或观念、思想，都会予以推翻，并且会要求自己的身体跟上精神的速度。有趣的是，躁狂患者的身体不会拒绝这种无理的要求。就算为了应付这些要求，需要彻夜赶工，身体也会不知倦怠地跟着运作。这就是患者早期不能控制躁狂的重要原因。躁狂的身体不能睡觉，不能感觉到饥饿，甚至不能做到喝饮料、排泄等基本中的基本，以一种不可能的方式，维持着挑战极限的状态，温顺地去往精神指示的地方。问题是，以这种方式生活几天之后，反而会不断刺激精神，从而加速躁狂的恶性循环。如果这种生活以月为单位持续，身体就会自动关机。你眼看着身体虚脱，最终认为自己的身体拖了后腿，于是你抛下了它，选择与精神上的躁狂携手并行。

在躁狂患者的脑中，各种想法不断涌来。这些想法非常荒唐，但在患者看来都是绝妙的点子，因此你会相信，怎么可以把时间浪费在睡觉上呢？你想做各种事，大脑里各种凌乱的想法漫天飞舞，你担心如果不及时抓住，它们就会消失，于是你像在院子里抓小鸡一样东奔西跑。躁狂患者如此疲于奔命的样子，与抑郁症患者在康复期的表现十分不同。如果想要有所区分，只要问一下患者为什么拒绝吃饭、拒绝睡觉就可以了。在躁狂发作时期，就算让患者同时服用三种安眠药，也必须使其入睡；如果患者拒绝吃饭，就必须带他去内科输液。

犯罪 在躁狂极其严重的情况下，患者可能会因为歪曲的思考而在现实世界中做出犯罪行为，必须接受刑事处罚。除了单纯的暴力行为，患者在躁狂状态下还会做出正常状态下不会做出的判断，可能会被骗或者成为犯罪行为的受害者。躁狂患者其实很容易成为犯罪的施害者或者受害者，有时还会两者兼具，卷入复杂的事件当中。与其他精神疾患一样，躁狂也与自己本来面临的问题相关。即，如果患者平时因为贫困而产生巨大的心理压力与痛苦，则躁狂发作时期就会容易卷入新型诈骗案件。躁狂患者很容易自我评价过高，认为了解并可以控制自己的能力或者影响力，这一点必须慎重对待。他们可能会说："我怎么可能这样？""我会做那种事吗？"躁狂患者可能在漫不经心的状态下，越过了犯罪的红线。有人说："躁狂可以帮你做到任何事情。"这种说法乍一听很正面，实际却并非如此。如果这句话的意思是你什么都做得到，那么也意味着你可以犯下任何罪行。

上瘾 上瘾并非只在躁狂中出现。其实，抑郁症中的上瘾症状可能更加严重。不管是抑郁症还是躁狂，都很难考虑或者判断未来，所以不易摆脱上瘾状态。总之，躁狂患者很容易上瘾，有些地方尤其会令我们陷入危险，例如赌场、赛马场、赌博性质的游戏厅以及网络彩票等赌博场所。这是因为，躁狂的精神兴奋快感与在赌场赢钱的行为十分契合。我曾经在赌场赢了三十倍的钱，当时出现了幻听。幻听鼓动我再下三十倍的赌注，下一次再下三倍。但是，两次都赢了。这种情况比相信"只要去赌博就总有概率会赢"的赌徒更加可怕。我感觉自己像是受到了宠幸，有种难以忍受的瘙痒感，同时产生了一种危机感：想要感受这种兴奋，并且为此再次出入赌场。不论是亲自出牌的百家乐，还是一次押注五万韩元的芝加哥老虎机，都会让我们的大脑陷入疯狂。躁狂患者必须十分警惕这种体验。被幸运砸中的感觉，对躁狂患者没有任何好处。

躁狂加上酗酒，是一个危险信号。因为宿醉的感觉很像躁狂，会产生协同效应。像酒瘾患者一样，躁狂患者也很想快点喝醉。躁狂加上酒精，就像是两台发动机合运作，告诉你"我可以做任何事"，"一定要坚持到底"。躁狂患者对这两种心情越是上瘾，就越是无法远离酒精带来的精神兴奋。最严重的状况是在家中一直酗酒。家会成为一个危险的空间。患者的空间感与时间感脱节，感觉与记忆因为躁狂而愈发歪曲，无法认知时间，精神持续兴奋，最终只能陷入恶性循环，持续的虚脱—酗酒—再虚脱—再酗酒，还有可能陷入营养不良与谵妄的危险。

焦躁不安 躁狂患者不论心情好坏，都会感觉到持续的不安与焦躁。心动过速、抽动、恐慌等状况，实际与身体紧密相关。每个人情况有所不同，可能会无法保持静止，或者引发之前没有过的迟发性运动障碍、手颤症等，有时连一个普通的动作也会难以完成。人们可能会认为躁狂患者都是我行我素、无可阻挡、无拘无束的，其实躁狂患者极其紧张而焦躁，会发冷冒汗，感到恶心不适、后背发凉，十分不安。问题是，这种感觉会在躁狂更加严重时再次发作。我在很久之前预感到躁狂时，就曾经出现过手颤的症状，近年来双手的颤抖越来越严重。以前是无法描绘工笔画，现在有时甚至连打字都打不了。

强迫 我本来距离强迫症很遥远，既没有洁癖，也没有特别执着于卫生、排序、比例等。但是几年前，经历过躁狂发作之后，我发现原来强迫症还会有更多的表现。躁狂患者本来就很话痨，如果没有说话的对象，就会与自己对话，甚至进行长达几个小时的讨论。我在三天两夜里只睡五个小时，其余每个小时都幻想着自己在接受各种采访，一个主题谈上四个小时，然后下个主题六个小时，就这样一边不停说话，一边整理房间。我的房间原本像是一个肮脏的垃圾场，很不干净，但是我用了三百张湿巾，用拖把拖地，又擦又刷，把地毯晾在阳光下，给被子抖了灰，整理了衣服，好一顿忙活。当然，我的大脑中仍在进行如火如荼的采访，室友看到我的样子十分害怕。这种躁狂前所未有的严重，从第一天开始就出现手颤，第二天出现抽动，第三天则是严重的幻听。控制这次躁狂发作，用了三周的时间。过了三周之后，我才能自己在家睡三十分钟。

自杀 躁狂期会引发超乎想象的思维障碍。疾病让患者拥有了怪异的口才，别人可能会觉得他们说的话"虽然很奇怪，但也许不无道理"，所以大多数人都无法阻止患者去做自己想要做的事情。躁狂患者可能会说服别人为什么自己必须死去，如果随意对待躁狂或者其他精神病患者，乃至轻视他们，一不小心就会同意这种论调，并且为其助力。思维障碍的最典型后果就是自杀。躁狂和自杀念头相结合时，当事人离世或者变成永久性残疾等严重损伤的概率极高。当事人认为只有"主动选择死亡"才能守护自身尊严、证明自己。躁狂初期，很多想法都像星星一样升起和落下。其中，自杀念头的形态极其鲜明，当它出现之后，直到燃尽之时，患者会不断图谋自我革新，不厌其烦地说服自己，同时不断寻找付诸实践的方法。于是乎，自杀的念头和躁狂的行动力携手同心，带着患者走向自杀的末路，而他们本人甚至觉得这是天经地义的事情。因此，平时有过自杀经历的患者，如果在躁狂时期产生了想死的念头，那么包括患者在内的所有相关人士都需要对此多加注意。

◎ ◎ ◎

所有患者的躁狂都有"第一次"发作的经验，让他们不得不经历极度精神兴奋与高潮，人生也随之出现巨大的波折与事故。不过，随着时间流逝，患者通常会逐渐忘记这些事件，自认为再也不会受到疾病的影响。但遗憾的是，疾病还是会随时发作。其实，你并没有远离疾病，就连自己也无法解读的新症状，每次都会与新的躁狂相伴出现。躁狂的屡次复发各有原因，很难一言以蔽之。虽然很多时候是自然发生，患者却不断寻找根本不存在的理由，相信无论如何发病都是外部因素引起的。

在躁狂患者的精神世界中，某个念头发芽了、成长了，根越扎越深，很快成为自身合理信念的一部分。在这个阶段，患者无法"客观"判断那种思维是否合理妥当。躁狂患者自认为已经确认了想法的合理性，并由此付诸行动。然而，在他人看来，那是一种自己上传报告、自己批准，并对此感到十分满意的怪异行为。躁狂患者的校验体系已经出错，很难通过语言说服或者驳斥他们。躁狂发作时期的想法，大多与患者平时的思维有关。看似突然说出不着边际的话，实际都来自平时的思维。但是，同样的话如果从一般人口中说出，就只是再正常不过的平凡想法而已，这一点更让躁狂患者感到痛苦。无论是"想赚钱""想被爱""想工作""想毕业"还是"想独立"，当这些想法不被外界接受时，就会像熊熊燃烧的柴火一样，将患者的意志燃尽。

疾病会最先攻击你的信念、信任体系以及思考方式。因此，你认为自己的想法极具革新性、创造性，可以解决所有问题，但这很大概率是一个陷阱。一旦陷入这种充满魅力的陷阱，你就会亲眼看着你的思想、信任、思考方式、价值观与躁狂亲密地坐在一起，挥动着荧光棒，一同陷入疯狂。你言听计从地坐在旁边，挥动着剩下的荧光棒，享受快感，认为这样做没有什么不可以——但在这一切发生之前，你必须暂时停下来。固守你的信念与思考非常重要，疾病却会最先攻击那些部分。而且那些部分很有可能已经沦陷。因此，你必须与周围的人们或者医生交谈，做出决定。如果你处于躁狂状态，并且必须做出某个决定的时候，就和医生或者周围可以信任的人谈一谈吧。周围的人们会解答你的疑问："我和平时不一样吗？""你感觉我的决定比平时更极端吗？"其实，周围的人可能无法阻止你的行为，不过在这段时期过去之后，可以帮助你回忆当时的情形。医生可以给你开一些抗躁狂药，或者建议你住院等。躁狂患者很难对自己的状态有一个客观的认知。而他人的认知或者记忆，不论以何种方式，以后都会对患者有所帮助。

显而易见的是，我们不可能控制生活中出现的所有变数以阻止躁狂。就算得了躁狂，也可以进行社会生活，设法调节病症，结交新朋友，把自己的高能量用于创造生产价值。我们的未来不会一帆风顺，在与疾病的斗争中可能屡战屡败，随时都有十个以上的障碍物挡住我们的去路。但是我一直相信，躁狂患者们完全可以做好自己的事情。就算患有躁狂，也可以做很多决定；就算没有医生，也可以管理自己的生活。躁狂患者不是可怕的怪物，躁狂也不是无可救药的绝症。世界上很多人都在管理躁狂，与躁狂共同生活。我认为，我们永远有机会，而且应该有更多的机会做到这一切。

我们总是抛弃自己可以得到的东西，义无反顾去往老实人的地狱。我们可以在路上认出彼此。也许那个躁狂患者正抱着一堆药物，迈着沉重的脚步，走在回家的路上。我会替他祈祷：如果世上有神在，就让他得到神的庇佑吧；如果身边有人在，就让他得到人的关爱吧。

第六章

边缘型人格障碍的悲哀

我确诊为反社会型人格障碍已有四五年的时间。我的反社会目标，例如偷窃行为，并非简单的不想付费。偷盗的成败是一场危险的游戏，可以确立或者威胁自身的存在。一般人可能会认为，反社会型人格障碍者如果有其他选择，也没有理由一定要犯下反社会行为。但是，如果能够做出正确的选择，便不会被当做怪异之人了，只是一个安静经过的路人而已。

人格障碍者对自己病症的态度，大致可以分为两种类型：一种是绝望，另一种是安慰。人格障碍往往深入骨髓，不同于通过治疗可以得到缓解或者"管理"的抑郁症、躁郁症等病症，因此必须永远与疾病如家人般共生，这会令患者备受挫折。反之，正因为如此，患者也可以理解并接纳自己至今的异常状况，从而感到安慰。我从童年时期开始就表现出反社会性，所以既没有挫折也没有感到安慰，只说了一句"原来如此啊"。我沉迷赌博，认为一切偶然都是因为自己技术高超。这种混乱造成的旋涡非常强烈，就算没有太大关联的人也会被卷入其中。而且这种倾向如果与躁狂相结合，会产生爆炸性的效果。我经常因为躁狂发作而惹下大祸，一觉醒来后又压根不记得自己做过什么。

虽然如此，反社会型人格障碍如果不发作，也能平安无事。本章主要介绍的是边缘型人格障碍（Borderline Personality Disorder, 以下简称为 BPD），我身边至少有五个人确诊过这种病。我所见到的他们，简而言之，像是角色扮演游戏里的领袖一样安静，同时又极具爆发力。我自诩在精神病江湖的所见所闻与众不同，和这些 BPD 朋友一起，却也依然虚心地领悟到"我的疾病也并没有什么特别，只是江湖著名门派的一名弟子而已"。

有人诧异我怎么会有这么多 BPD 朋友，还有人称我为"BPD 磁铁"。我问一位 BPD 朋友怎么看待这句话（毕竟要公开他的意见），他回答说："你这样的人，拥有 BPD 关注的所有要素。"对于我身边的 BPD 人口高密度，他还表示，"如果安装一个 BPD 雷达，就会知道 BPD 无处不在"。总之，成为 BPD 的朋友，并不像人们想象的那样艰难（当然，每个 BPD 的状况有所不同）。很多书籍和媒体危言耸听，不过和 BPD 恋爱或者亲密交往是我自愿的，所以丝毫不认为有危险。

BPD 经常会爆发出憎恶或者愤怒等强烈情绪，比起"我要喷火烧死你"，他们的表现更接近于向你呼救："我现在着火了，救命啊。"BPD 懂得使用人类通用的语言，但在他们阐述真正想要表达的内容时会使用自己的专属语言。如果能够充分理解他们的言行模式，就可以避免产生激烈冲突，维持这段关系。不过，一切都是权宜之计。BPD 难以忍受风平浪静，为了结束这种令人痛苦的状况，甚至不惜自杀。

当一个人得知自己是 BPD 患者，可能至死都会苦苦探索这种疾病。与其他精神病群体相比，他们热衷于自我解析，探究疾病的原因。同时患有抑郁症的 BPD 在这方面表现得最为明显。而且，BPD 几乎相当于通向重性精神疾病的一道自动门。BPD 很少迅速适应药物疗法，需要患者自身的注意与管理。然而，这种病症很难自我管理与掌控。

🐱 BPD 的诊断 🐱

大多数 BPD 在确诊之前，对于自己的行为，尤其是人际关系严重不稳定等情况，会倾向于认为是由于"我脾气不好""我性格太差"。然而，确诊时才会感到危机，发现那不是简单的性格问题。而对于 BPD 身边的人，可能本来不知道对方患病而饱受痛苦，然而一旦知道对方患有人格障碍，了解到这是一种病症时，两人关系的状况可能会发生改变。

随着时间流逝，确诊 BPD、承认边缘型人格障碍的人和未接受诊断、只认为自己性格问题严重的人，会产生极大的差异。接受诊断的人会承认边缘型人格障碍的存在，获得 BPD 的相关信息，为自己至今所感受到的独特痛苦命名，了解其他患者的生活、坚持 BPD 倾向会经历怎样的失败，以及身边人会如何看待自己。反之，认为 BPD "只是性格问题" 的人会将这一切看作自身的失败。这种反思也只是感觉自己不幸而已。当然，确诊的人也一样，越是查找相关疾病信息，内心就越会感到烦闷。BPD 不是通过药物治疗就能明显好转的单一 "症状"，各种信息反而会令 BPD 患者们倍感受挫。

以上是网络上几秒之内即可搜索到的 BPD 诊断标准：

* 拼命避免实际或者假想的被遗弃；
* 过度理想化或者消极态度导致人际关系极度不稳定；
* 身份认同混乱，持续而严重不稳定的自我形象与自我认知；
* 冲动消费、冲动性爱等行为；
* 不断尝试自杀或者假装自杀、自残等；
* 心情明显波动，情绪动荡不安；
* 慢性空虚感；
* 压力过大，产生妄想，甚至出现多重人格症状；
* 不合理的极度愤怒。

但是，未通过医院或者医生的正式确诊，只通过阅读这些项目，自我推测"可能是BPD"并止步于此，这种做法万万不可。细看就会发现，冲动、人际关系不稳定、内心空虚、走极端等症状，与状态很差的精神病患者的特征有不少重叠之处。

人格障碍的诊断，需要与专家长达几个小时的深度对谈。还有，不能因为自己的行为符合诊断标准的语句（如：拼命避免被遗弃），就确定为BPD。正式咨询会采用各种观察方法，测试就诊者存在各种精神疾患、各种人格障碍的可能性，判断认知能力状态，询问成长环境、危机状况或者压力、治疗经历等，甚至还会进行罗夏克墨迹测验[1]，由此完成全面而慎重的诊断。就算患者自认为是BPD，从医学上也可能出现其他结论。因此，如果你感觉自己符合这些诊断标准，为此倍感压力，承受着强烈的痛苦，那么我建议你咨询专业医生。可以在大医院的综合精神科接受检查，也可以去附近小诊所接受简单的检查与治疗。

🐱 关系疾病 🐱

并非所有BPD都受到初级群体环境[2]的影响，不过我认识的患者基本都经历过家庭不和。其共同点是，在亲子关系为主的成

1　罗夏克墨迹测验：一种人格评估投射技术，被试者需要通过纸上不规则的墨迹图进行自由联想。

2　初级群体环境：美国社会学家库利提出的概念。家庭、邻里、儿童游戏群都是初级群体，它们对于个人的社会性和个人理想的形成具有基本的影响。

长过程中，内心极度不安，心存羞耻或者负担过重等。暂且不论遗传因素与环境因素哪一种对 BPD 的影响更大，成长为 BPD 这种极端人格的人，家庭环境与父母的影响大于儿童自身的因素，这是确定无疑的事实。因此，BPD 的肆虐情绪与激烈言行，自然就会指向父母。

BPD 身边的人们往往备受折磨。当然，BPD 自己也不好受。不过，这种绝望感并不会使患者脱离 BPD 这个名称，反而会使病症愈发固化。比如以下情况：

"你犯了这些错误。"

"所以我很坏吗？"

"什么意思？"

"我太坏了，到此为止吧。"（结束这段关系，或者自杀）

BPD 都是一些斯文人，不会蛮不讲理地谩骂，也不会随便和别人断绝关系。他们说出的每一个词语都是真心诚意的。对于 BPD 而言，人类语言既是母语，也不是母语。因为这种语言根本无法减轻他们的痛苦。很多 BPD 热衷于某些特定行为，药物滥用、成瘾、自残是 BPD 的日常。BPD 也普遍认为自杀是可以摆脱一塌糊涂的状况的简单方法。很多 BPD 试图自杀，因为对他们而言，冲动不只是一次激烈的爆发，而是自己必须紧握不放的能量。他们像等待彗星一样等待冲动的到来。想喝酒，想抽烟，想操纵他人，想服从他人，想要有人喜欢自己，想要远离不喜欢的人……BPD 的心里充满着各种各样的想法，他们的人格具有夸张和表演特质，所以并不害怕以自杀结束自己的生命。尤其是同时患有 BPD 和抑郁症的病人，到了重症时期，对他们而言，自杀甚至不是可选项，而是必选项。

我认为，BPD 患者只有多麻烦别人才能存活下去。我还有一种想法是，"人生在世，被人麻烦一点又能怎么样呢？"所以，我并不认为人们应该对 BPD 敬而远之，放任其发展。但如果真觉得 BPD 患者给自己带来了危害，就必须学习主动出击的方法，摆脱对方，防止更大的伤害发生。

BPD 是一种关系疾病。如果我的反社会人格障碍影响的是我与整个社会的关系，BPD 则是在一对一关系中才会爆发。如果我的病症属性是下意识寻找监控死角逃跑，BPD 的属性则是选择一个特别之人，像藤蔓一样缠绕着对方生长——不是一年生的藤本植物，而是那种从底部勒紧树木，慢慢往上爬，最后把树木的水分榨干，还遮住阳光让树木窒息而亡的藤蔓。因此，接诊过 BPD 的某位医生表示，"周围的老实人难以承受这种病症，患者身边最终只剩下了家人"。

虽然 BPD 臭名昭著，但也有人对这种属性着迷。与此同时，也经常会有人被 BPD 当作特别的人。我就有过几次这种经历。他们毫不吝啬地付出爱情与金钱，同时不求报答。后来我才知道，他们想要的报答不是从我身上得到的，他们会将我的言行用自己的逻辑来解释，并当作一种报答。他们在一些微不足道的小事中寻找特别的价值。比如，从我的非语言行为到无意的问候，他们便会以此判断与我交往有无价值。实际问起被我吸引的理由，他们的回答通常十分普通，却认为自己的爱情是世界上独一无二的。那种爱是独特、专属而永恒的，同时又几乎总是瞬间坠入深渊。就算情况稍微偏离自己的剧本（不论是行动或者言语），也会很容易感到慌张、羞耻，想要回避、逃跑。

BPD会以关系作为指标，把握自己的坐标。BPD如果感到满意，态度就会无限亲切。不论是一对一关系，还是多对一的关系，他们会在自己可以操控与驾驭的范围内提供完美服务。不过，这种完美是本人想象中的完美，很可能与事实不同。BPD的常见特征包括被遗弃的恐惧、冲动调节问题、对关系的过度执着，此外还有上瘾问题等。如果有BPD不惜对自己所发现的满意关系付出所有资源，我们很快即可目睹那位BPD的所有症状插上翅膀起飞的情景。一边拍摄浪漫戏剧，一边可能正在书写自杀剧本，这是BPD的日常。即使这种自相矛盾暴露出来，他们也不会理解自己的行为为什么会让别人受刺激。因为对他们而言，极端行为本就是理所当然。

BPD的感情像过山车一样充满活力。从很久之前开始，他们就已经过上了一天之内几番心情跌宕起伏的生活，一直备受慢性不安与恐惧的折磨，对此日渐熟悉。他们的内心世界里充满的破坏性的想法与实验，大多会发展为暴力行为。因此，自杀的念头或者危害他人的想法，也是因为他们认为"必须这么做""理所应当"。问题是，对于BPD而言，思维（思考）不只是大脑中的某种东西，而是可以付诸实践的积极行动力。不能得到所爱之人，这种痛苦相当于实际切掉 BPD 的手脚。为了解除这种痛苦，BPD 可以不择手段，但是这种做法永远只会加重人们的误会罢了。

BPD 的痛苦感受不是一次性的，而是长期的，同时患有其他病症的 BPD 则加倍痛苦。我们应当对他们采取的基本原则，既不是同情、安慰或者神秘化，也不是伦理化与规范化的态度。你只要在身边对此表现得漠不关心即可。这里所说的"漠不关心"，不是真的不关心，而是不要被 BPD 的躁动所左右的安定性。大多数 BPD 害怕时间，可能是因为时间给予的理所当然的变化，可能是担心在时间面前会丧失控制力，也可能是不知道怎么打发空余时间，因而感到束手无策。与 BPD 相处的最基础方式就是一起打发时间。至于分享感情与心情，可以在下一阶段进行。总之，对 BPD 而言，这句"一起打发时间吧"，绝对意义重大。

作为 BPD 身边的人，你所扮演的角色只能是二者之一：要么是独一无二的存在，要么是毫不相干的路人。频繁出问题的大多是第一种情况。说句玩笑话，成为 BPD 的恋人，算是人生的一次挑战。总之，想要与 BPD 维持长期关系，必须掌握主导权。BPD 心里永远存在不安的躁动，他们称其为"爱"。如果想要以 BPD 所谓的那种感情，以那种爱为媒介建立关系，只会以悲剧收尾。你必须向 BPD 表达"持续的"伙伴关系意向，BPD 才能改善被遗弃的忧虑与不安的关系认知（比如"如果爱情冷却，你就会抛弃我"）。

然而，BPD 随时可能在关系中闹事——不对，这个问题并非只局限于关系。BPD 很容易在遭受挫折时选择自残或自杀，还会把自己暴露在极其容易受伤的环境之中。因为嫉妒恋人的其他生活，于是袭击对方的电脑或者盗取对方的账号；因为难以忍受未知的部分，所以会偷看他人的信息与日记。为了掌控对方，还会使用一些巧妙的操纵手段。如果情况不尽如人意，就会自残或者以自杀胁迫对方。BPD 感觉自己面临一个永远无法填补的大洞，于是急切地尝试各种方法，试图填补漏洞。冲动而无可阻挡的消费，或者酗酒、药物滥用上瘾、冲动性行为、故意尝试危险行为等，他们通过各种方法让自己感受"充实"。哪怕只是瞬间感受到恐惧与空虚，他们也会不分场合，不择手段地行动。不过，这种方式极具破坏性，就像一颗定时炸弹，令周围的人十分不安。因此 BPD 经常会与他人发生摩擦，乃至走到绝交的地步。

🐱 动摇人格障碍的幽默力量 🐱

有一种说法是，B 群人格障碍[1] 一般到了三十岁左右就会减弱消失。这种说法流传甚广，几乎真假难辨。于是，人格障碍患者们苦苦等待着三十岁的到来，度过了艰苦的青春岁月。我在二十

1　《精神障碍诊断与统计手册》（DSM，美国与其他一些国家中最常用来诊断精神疾病的指导手册之一）将人格障碍分为三大类群，其中 B 群具有戏剧化、不稳定的特质，包括反社会型人格障碍、边缘型人格障碍、表演型人格障碍、自恋型人格障碍。

五岁左右确诊为反社会型人格障碍之前，本认为已经做尽了反社会之事，但未来其实无穷无尽。随着年龄增长，就算冲动有所减弱，一个人在过往生活中形成的行动模式与习惯也不会轻易发生改变。好在得益于妥善管理，我略微变得理性而安静。不过，持续失眠导致精神兴奋或者比躁狂更加严重时，一定会表现出明显的反社会行为。所以，一定要随时后退一步，不要动手；向周围人询问某件事是否可以做，获得许可之后再行动。

不仅是人际关系，BPD 很可能对现在的所有状态都感到痛苦。他们备受慢性疲倦、抑郁、空虚、抛弃忧虑等几乎所有焦虑症与过度敏感的折磨，这些都是让 BPD 失去求生意志的罪魁祸首。这种因个人特征而引发的痛苦无法向他人表达，也会令 BPD 感到绝望。因此，别想靠自己的能力安慰 BPD，这只会引发与他们的矛盾罢了。而且病史长的 BPD 往往已经打消了获得他人理解的念头。很多 BPD 对自己以及自己的关系所引发的事件已经厌烦，决心不再做任何事。不过，具备消极与极端倾向的冲动模式依然存在于 BPD 的内心，最终可能会将他们带向死亡。

BPD 的自杀倾向对亲密关系的对象也会产生影响。自杀作为一种激烈的解决方案，是 BPD 世界观的重要组成部分。BPD 很容易以自杀尝试或者破坏性行为应对关系中的矛盾。这种事情日积月累，身边的人也会对自杀倾向感到麻木，甚至认为自杀是解决问题的方式之一。最终，双方可能都会往自杀的方向去联想，让思考方式变得歪曲。就像这样，只要出现过一次自杀念头，就会开始传染，形成稳定的思维联系，自杀的"栏架"降低，在危机状况下即有可能付诸行动。对于BPD来说，直面自己所感受到的羞耻和空虚比自杀更难。他们选择自杀，不是在直面或跨越羞耻与空虚，而是相当于把所有问题都抛在脑后，置之不理。

那么，BPD应该如何处理随时面临的空虚感、羞耻心等问题呢？BPD尤其难以直面自己的感觉与情绪。曾有患者表示，难以摆脱一直在自我欺骗的感觉，无法坦诚面对自我，哪怕独自一人时也想表演，并进行思考实验，各种想法不断在脑海中盘旋，很难与自我破坏的声音对抗。但我的一位BPD朋友说，他以熟悉的文字语言写日记分析并说明自己的人格障碍，没有太大效果，但转而以漫画描绘自己的行为，却能体验到完全不同的新鲜感。比起以前熟悉的方式，使用其他语言（外语、绘画）或方式（写歌词、喜剧剧本）进行表达，可以体验到出其不意的效果。

最后，我想送给所有BPD朋友一个小贴士：可以动摇强烈人格障碍的力量来自幽默。疾病永远伴随着我们，令我们的思考变得僵硬，导致我们给自己和他人带来伤害。但要记住，我们不是精神病的卫兵。虽然疾病缠身，我们也有自主微笑的力量。我们可以带着疾病生活，也可以暂时放下它出去玩，这就是对抗疾病的最后力量。我认为BPD不是只会给他人带来危害的存在，也不是童年创伤所造就的可怜受害者。这只是一种病罢了。幽默与疾病，只是一张纸的差别。该笑就笑，欣然翻过那一页就可以。如果难以做到，也可以通过BPD所擅长的表演的方式，"假装翻过去"。只要翻过一次，下次就会容易得多。

第七章

精神分裂症：调弦的人[1]

这种病取代你

令你失去自我

可你感觉还不错

　　我对精神分裂症存在两种主观的认识。一是发作之后，精神分裂症患者会积极重组自己的叙事，抹掉周围人知道的部分，以其他某种东西取代它，于是再也回不到从前。另一个是，精神分裂症患者对自己的疾病持有相对淡然的态度，没有多大的怨恨，不认为一切都是疾病的错，而是冷静地表现出无奈的态度。

1　由于"精神分裂症"这一名称会导致很多误解，引发社会偏见与刻板印象，韩国在 2007 年将其更名为"调弦症"。"调弦"是指给乐器调弦，以此指代调整精神疾病，以便发出美好的声音。为了方便中文读者阅读和理解，本文仍统一翻译为"精神分裂症"。

精神分裂症患者拥有另一个世界，可以听到自认为来自外部的声音，即存在幻听。他们认为，自己心里形成的这种关系比真正与外部世界的交流更具说服力，更加现实、重要而且必需。这种内心的声音可能会对患者说"我正在监视你"，或指示患者跟着某个人行动，会鼓动患者做出奇特、不恰当甚至残忍的行为（比如自杀）。听到这种声音的人可能受惊呼喊、感到厌烦、做出歇斯底里的反应、过度敏感，也可能完全相信、沉浸其中，甚至尝试交流、对话或者陷入妄想。

精神分裂症患者偶尔还会出现视觉幻想，即看到幻视或者幻影；甚至会闻到实际并不存在的气味，或者凭空感受到某种触觉等。他们会相信这种妄想即是现实。患有被害妄想症的人，就算别人只是看着自己，也会解读为对方认为自己是个坏人。如果任由精神分裂症发展下去，患者会执迷于妄想或者声音世界，现实世界则会在他们的脑海里逐渐淡化。但是，他们无法真正离开现实世界，只是被孤立于精神分裂症的世界与现实世界之间罢了。过去未患病时的隐约痕迹时常会浮出水面"调弦"，让患者陷入孤独的病态思考。

精神病患者会因为各种缘由清除自己的记忆与情感分支。比如有人在监视自己，窃取信息，发动攻击，或者剽窃自己的故事。他们变得慌张、愤怒而敏感，攻击自己的记忆与情感。这种暴击过后，只留下一无所有的废墟。在这片废墟当中，可以依稀发现他们的过去。患病之前所拥有的悲伤与喜悦、某个人的名字、过去追求的政治理念等依旧残存，他们对此百感交集。他们甚至会开着与过去同样的玩笑，也会因为相似的玩笑而笑出来。消失与留下的东西杂乱无章，所以患者企图跟上丧失的速度或者保管残存的东西，却徒劳无功，偶尔还会有遭到背叛的感觉。

可以确定的是，疾病带走的并不只是记忆或者习惯的一部分，而是与他人的交流方式，保持理性的方法，独立吃饭洗漱，照顾、保护自己的最基本能力。我们的生活积累被幻觉、幻听、声音、妄想、偏执型人格障碍所取代。

我们无法得知患者耳中的那种声音（幻听）究竟有多么强烈，而对于耳边不再响起那种声音的强韧之人如何持续生活，我们更是毫无所知。精神分裂症患者在持续的幻觉中，还能不可思议地寻求平衡，履行自己的角色。他们无法理解发生在自身的事情，不容易获得幸福，却以为可以拯救自己。

多数患者并非从刚开始即了解自己的病症是精神分裂症，而是误以为自己患上了抑郁症或者其他病症。在医生给出诊断意见之后，不管你是否认可，窗户纸都被捅破了，你必须面对精神分裂症这个事实。

每个患者的主要症状有所不同，就算存在共同点（比如被害妄想、被跟踪妄想、关系妄想等），表现出来的症状也很多样，彼此的经历也有所差别。我通过调查得知的精神分裂症患者的经验都各不相同。例如，出生于富豪家庭，却在其他家庭中长大，怀疑现在的家人与原生家庭的家人想要联手把自己搞成精神分裂症；感觉有人在监视自己；各种被害妄想在大脑中如电影画面般闪现，于是更加刻骨铭心，对之深信不疑，增加了治疗难度。就算都经历着共同的幻听与妄想，一百个患者在具体细节方面也可能有一百种以上的症状，无法彼此理解。精神分裂症患者会进行自我威胁，与自己展开孤独的斗争。

尽管如此，为了治疗疾病或者防止复发，精神分裂症患者会积累病识感，向医生确认自己的想法是否合适，学习对抗疾病的方法，防止疾病发作。他们既想在妄想中体会幸福、抗拒药物，也会努力接受药物治疗，这种做法真的令人震惊。他们需要不断努力寻找所经历的未知之事的答案，不管这种做法是在强化病识感，还是在强化疾病，他们的存在本身就是在经历苦难。

大多数精神分裂症患者不会向不够熟识的他人公布自己的疾病名称或者症状。对精神病患者（尤其精神分裂症）的犯罪报道越多，越是强调疾病名称，患者的真实生活以及他们需要的康复治疗与福利体系就越是会被遮蔽。像这样只用作吸引眼球的素材也是问题。还有，就算重大犯罪不一定源于精神分裂症，但是只要得知相关事件的加害者曾经患过精神分裂症，就好像已经公布了事件的所有因果关系一样。这并不是说"因为他们是精神病患者，所以犯罪不是错误"，而是说，精神病不是犯罪行为的"最后一块拼图"，不要为了让案情显得完整而把精神病污名化。

人们可能会认为精神分裂症是怪人的疯病。但我想指出的是，精神分裂症患者的世界绝美而坚固，很难进入。人们很容易对精神分裂症展开特定的想象，但是那个世界极其多姿多彩，每个患者都有自己独特的体验，是外人完全无法想象的世界。

就算我无法轻易理解，就算那个人再也无法回到过去的某个状态，我也相信不能放弃。我经历过各种病症，横冲直撞，身边的人们没有说过"我等你""回来吧"之类的话，他们只是陪在我身边。我也希望自己可以像他们一样，陪在你身边。

接下来是精神分裂症患者红豆和紫色爱心讲给我的故事。希望你读过当事人的故事，可以更加了解精神分裂症患者的生活。

感谢向我倾诉的女性精神分裂症患者们。虽然患病后的她们已经不是与以前完全相同的那个人，但不要在意这些，请展望我们并肩前行的未来——感谢带给我这些经验教训的人们。

红豆的故事

首先谈一下我对"精神分裂症"这个名词的看法。更名为"调弦症"的宗旨很好，但是我感觉这种说法增加了难度，听起来像是某种难以理解的未知病症，所以似乎更加平添了人们的恐惧。在中国香港以及中国台湾地区，这种疾病被称为"思觉失调症"或者"思考知觉敏感症"，我感觉这是最好的名称。实际上，不管叫什么名字，都离不开"分裂"二字。

我对这种疾病的初始感觉是自己正在崩溃，我已经不是"我"。二十一岁左右，我意识到周围的人的态度突然发生了改变，自己的行为在他人看来显得十分怪异。不过，我当时未能认识到这是一种疾病。

到了二十三岁，我才被医生确诊为分裂型人格障碍，知道了"精神分裂症谱系障碍"这种疾病。是否可以将此解释为某种精神分裂症状像人格障碍一样凝固定型了呢？

确诊之后，我感觉全世界都在轻视自己，也经常与人争吵。为什么偏偏是人格障碍，为什么偏偏是精神分裂，这很难理解，我也不想理解，只是任由思绪发散。我感觉自己正在成为一个"疯子"，对这种想法很反感，也备受折磨。

从十岁开始，我每天都想死，想要消失。直到上了初中，我才了解"自杀"这种说法。就算"想死"没有发展为自杀，却也尝试过吃药或者勒脖子等自残方式。我现在不再服药自残。我曾经吃过一百片药，却又活了过来。我还出现过急性横纹肌溶解，动弹不得，好一番折腾才被送去住院。后来回想起来，做出那种行为的驱动力似乎是"做坏事，心情就会变好"。此后，我坚持吃药，病症逐渐得以缓解。这些经历可以称为"我的故事"吗？

在学生时代，我被全校同学孤立。走在路上会被骂，永远低头看着地面，现在也是如此。只要我从某处经过，经常听到"白痴""神经病"之类的侮辱性话语。"听说你在学校很有名啊，你知道自己为什么那么出名吗？"在这些侮辱之下，我变得愈发畏畏缩缩。

我记得最清楚的是，坐在座位上听着歌画画，突然被人用脚踢倒。我回头确认是谁踢了我，却被指责"为什么瞪人"，挨了一顿打。我转回头不再看对方，又挨了打。其他的事情大多已经不记得了，只有这件事无法忘记，现在回忆起来也同样心情复杂。虽然这个场景给我留下了心理创伤，但现在可以笑着讲出来，可能是时间治愈了我的伤痛吧。所以，我更想通过学习证明自己。因为到了初中高中，只要努力学习，就能取得满意的成绩，只要去做就可以了。但是，到了大学，从某一刻开始，学习逐渐变得不行了。因为人际关系而产生的争吵很多。现在想来，这都是助长疾病发作的养分。感觉人们讨厌我，想要驱赶我，由此引发了被害妄想，认为全世界所有人都在密谋着驱赶我。我会认为自己正在被国家情报院追踪或监视，而且怀疑医生开具的药方，认为其中有毒药，药物被污染了。我还会认为家人扔掉了我的东西，感觉其他人排斥我。我埋怨这个世界，认为家人怨恨我，最终发生争吵，把气撒在家人身上。

如果我说自己因为疾病而痛苦，家姐就会说："在同样的家庭环境中长大，为什么只有你如此痛苦呢？我们从小家庭环境不好，但是为什么只有你病了，我却好端端的呢？真够委屈的。"这让我觉得家人很讨厌我，以及我的疾病。

有些情况尤其会刺激疾病。听到侮辱性、伤害自尊心的话语，就会受刺激。例如，"所以你才会是这副熊样儿""你做一辈子的精神病吧"等。处于道德困境也很痛苦。在人际关系或者恋爱关系中，想要成为一个善良的人却又不能如愿，出现问题时就会十分痛苦。

我住过两次院。第一次住院的地方环境极其恶劣，出了很多事故。患者和家属打起来已经见怪不怪，还有其他患者说要杀了我。第二次住的是大学综合医院，环境十分不错，偶尔甚至还会想再次去住院。我认为，如果出现试图自杀等紧急状况，一定要去住院。

我完全承认自己的疾病，可以说是从决定在社交媒体上制作与我的疾病有关的信息机器人的那一刻开始的。这可以算作我"必须让这种疾病实现可视化"的使命感吧。我的这种做法取得了积极效果，既能引起他人注意，也得到了认可。就算收到很多关于分裂型人格障碍的问题，也感觉是一种鼓舞。提供信息时，我会注意使用客观的认知与表达。我感觉自己正在做一件有意义的事。

运营信息机器人，也十分有助于我的病识感管理。维持病识感的最基本方法当然是坚持服药，首先要忠实于药物治疗才会有效。我认为，服药是守护自身格调的做法，比不吃药、惹是生非要好得多。

　　我的病没有什么显著的独特之处。在他人看来，我可能真的十分怪异。不过，我去了精神科，拿了药，就会感觉用药量并没有多到异常。

　　病情的严重程度很难自我辨别。如果可以很好地辨别，那就说明情况不算严重。"你是个垃圾""你活着毫无价值"。就算存在这样的幻听，它也只是我的一部分。

　　如果说疾病有什么损害，那就是智力的下降。随着病情加重，我感觉自己无法像以前那样一心多用。思考的深度受限，感觉自己变得肤浅，学业也会遇到困难。我的毕业考试挂了两次，最近才终于毕业。

　　不过，与疾病共处也有好的一面。别人会说我"很特别""四次元""有创意""会做一些独特的事情"。但是，我认为思考的质与量同样重要。就算思考量很大，却也可能非常肤浅。

　　人们说我很独特，但我既有特别的一面，也有平凡的一面。我想成为一名唱作人，这种不凡的欲求与想做一个平凡人的心愿是共存的。与此同时，我也不是两者之一。因为我在独特与平凡之间，一无所成。我既没有努力过得平凡，也没有努力过得不凡。疾病所带来的智力下降，似乎夺走了我实现这两个目标的心力。

压力过大时，我不知道如何应对，会感到手足无措。虽然也会和家人聊天，但是那种共处时间大多很难熬。尽管如此，如果有什么东西可以给我一些心理安慰，首先就是听音乐，再者就是画画、写文章、打游戏、看视频……总之，我喜欢一切可以在电子媒体上做的事。

我主要在网络空间倾诉自己的病症。家人、朋友们就算知道疾病的一部分，也会限制彼此的对话吧。父母不能理解所有状况，我却能感觉到他们在支持我。我曾经讨厌过所有家人。我在学校遭到排挤时，曾经认为家人没有保护好我，对他们怨念很深，现在却相信不论我做什么，只有家人会永远支持我。我想和家人一起度过幸福时光。

紫色爱心的故事

大家好，我是紫色爱心。我在大学主修心理学与法国文学，曾经做过一年的厨工，后来游手好闲了一段时间，接受伤残等级评定之后，成为一名基本生活补助受领人。我学习过中、韩、日三国料理，性格略微内向。

我很难接受药物治疗。我有幻视，认为药物遭到污染，沾染了秽物。我吃感冒药没有任何问题，却会看到精神类药物受到污染，认为不能吃。所以，我接受的是每月一次的注射治疗。我的这种病很难服用药物，幸好还有其他治疗方法。

上小学时，我经常遭到排挤。从小学六年级到初中阶段，我一直学习很好，也很有自信。虽然朋友不多，但是过得还算不错。我从来没有违反校规，也没有去过学生处。不过，我的朋友不多。到了高中，我主动退学了。我刚开始读的理科，后来想要换到文科，但是必须等到高三才行。我想快点去读文科。时间变多，我去区立图书馆看了很多书和电影，集中学习了音乐、美学等知识。可我没有钱，生活得很辛苦。

我从十六七岁开始就患上了抑郁症，但主动退学不是病因所在。我想去看精神科医生，父亲却表示反对，所以我未能接受治疗。父亲似乎觉得我过段时间就能变好。于是，时间越拖越久，我的抑郁症一直持续到二十多岁。现在，我已经解决了和父亲的矛盾，疾病也得到合理治疗，十几岁的我应该会很羡慕这一切吧！

到了二十五岁左右，我开始产生幻觉。我学过心理学，却没有意识到这也是一种病。我以为自己就算没有手机，也可以与喜欢的人产生心灵感应。我只把这一切当作"大脑接口"或者"脑机接口"，不认为是幻听或者妄想。

住院时，我接受了诊断，病症得以确认。直到住院前，我一直认为别人在窃听我的想法，所以故意不做思考，尤其不考虑未来。住院之后，病情大为好转。

此前，我定期去医院接受药物治疗时经常感觉药物遭到污染，导致无法服药。住院之后，医生会检查我是否吞下药片，所以不得不吃，而吃过药之后，才感受到治疗的效果。

最严重的症状就是听到我所写的文章发出着火的声音，或者有人鼓动我自杀。面对这种情况，我会很慌张，服从指示，找到打火机准备把衣服点燃。我还曾经根据幻听的指示把螺丝或者筷子插进插座，因而遭到电击。

我还有过这种幻听："你喜欢的那个人正在某餐馆吃饭，在某处做什么事，你快去看看。"我追随而去，那个人当然不在那里。幻听则会嘲笑我："喂，他已经走啦。"幻听还会攻击我，在我走人行道花砖的时候限制我哪些地方不能踩，所以五分钟的路程我通常要走很久，出行极其困难。

病情严重时，幻听会不断要求我去某处见某人，或者不要回家、不能回家，于是我只能外宿或者在外徘徊，让妈妈十分担心。而且，三更半夜在街边徘徊，会遇到男人叫我一起去旅馆，或者直接提出性要求。如果我拒绝他们，就会被骂，有时还会陷入危险。

我根据幻听的要求在街边徘徊，在外熬夜，还曾经有过被警察送回家的经历。我曾经向消防站报警称闪电击中了我的手机，还报警称我的护照丢失被盗用，我的手机里有剧毒等。因为报假警而去过法院。弟弟当兵时，我曾经认为身边安装了非法摄像头，弟弟在军队可以看到我，认为自己不能外出，或者与他人沟通。现在的症状不严重。最近几乎没有出现过幻听，只有汽车噪声较大时，会听到附近有喃喃自语，或者好像是幻听却又无法判定的模糊声音。这种声音和白噪声不同，带有暧昧、朦胧、有点刺耳的特质。

我的人际关系很多样，既有家人、邻居、朋友，也有网友。我和妈妈关系很好，和爸爸关系不佳。父母已经离婚了，不再争吵，我对此很满意，觉得十分幸福。我曾经对食物也有幻视，总觉得有东西掉进了食物里，吃不下饭的那段时间都是爸爸帮我吃掉。住院之后他还来看我，尽到了作为家人的义务。不过，弟弟妹妹们都要上班，不曾来过医院。我接受残障等级评定之后，他们也没有任何反应。家里只有妈妈比较理解我的病症。

我在感觉很难受的时候，会睡觉、散步或者吃东西。

听音乐、躺着观察天空，也是不错的选择。学习游泳、劝父母离婚、学习心理学，这些也对我很有帮助。确诊为精神分裂症时，刚开始得知自己的想法都是妄想，于是心情很差，对"精神分裂症"这个名词也很反感，但现在一切都好多了。起初，人生的曲线有所下降，后来逐渐回升。我对疾病有了积极的认识。现在，不仅各方面的满足度很高，也有了病识感，还算不错。

我觉得自己接受残障等级评定，真的是一件好事。我提交了接受治疗一年以上的记录，花了两三万韩元的费用开具了证明材料，递交给居民中心，大概两个月之后拿到了判定结果。有人说，有了残障结果判定会让自己蒙受损失。但我的想法是，生病本身就是最大的损失。

我性格独特，能力出众，却深受精神分裂症影响。十几岁的时候，我读了很多书，现在就连组织读书小组也很困难。其他精神分裂症朋友也因为智力下降而非常担心。不过，这种困难其实并不明显。只是现在不能写文章，也没有什么可写的，就连日记也几乎不写了。

如果读大学时就出现精神分裂症发作，经常会导致退学的情况。我是过了需要学业能力的时期才发作，所以受此影响较少。我在大学得了最优秀奖，还曾去海外进修，当时真的很享受，也有不少收获。此后出现精神分裂症症状时，总是感觉有人在窥探我过去的照片，于是把电脑格式化，全部删除了。我觉得疾病会在过去的回忆里生长，所以我清理了回忆，想把一切删除掉。与其说是构建新故事，不如说将故事消灭了更贴切。

我现在很喜欢料理，正在学习，不过将来想通过残疾人就业介绍的帮助，从事会计方面的工作。过去很想做精神健康方面的工作，对此十分感兴趣，找工作时却做了厨工，学习了料理（笑）。我想在五十岁左右退休，然后更努力地做料理。

我希望自己可以长寿，和爱的人在一起。

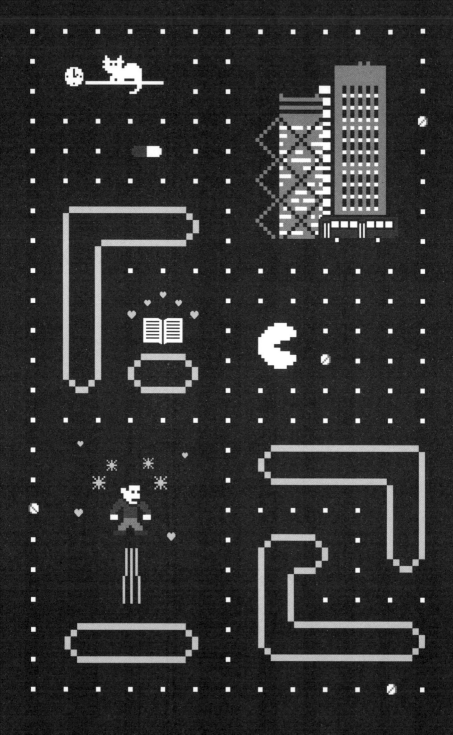

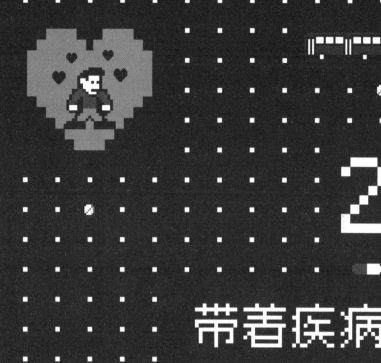

2.

带着疾病生活

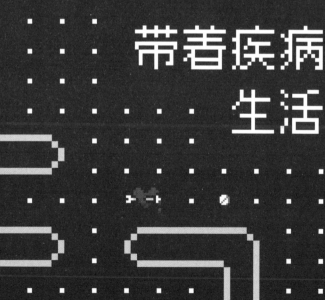

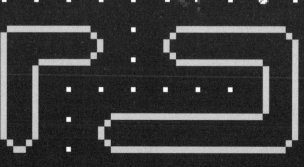

第八章

不会康复的人

我们之所以不害怕感冒，是因为知道感冒会痊愈。

第一次发现精神病症状时，我的身体还非常健康。所以，我可以更加专注于分析自己的情绪、情感与疾病。如果心情不好，为了让自己开心起来，我什么都愿意做，从不拒绝任何可能性；如果心情很好，就会想要维持这份快乐，于是胡作非为。想死的时候非常执着，似乎是在向死神表决心。我从不认为自己已经没有退路，也没有意识到自己精神问题的严重性，只是任由疾病牵着鼻子，四处游荡。

出现精神问题的人，最先以及最后伤害的对象是自己，尤其是自己的身体。许多精神病患者区别对待身体与精神，忽略体力衰减、体重增加、浑身无力、失眠等身体信号，认为只要消除自己所分析的精神病的病因，就能解决当下所有问题。

起初，或者到某个时间点为止，这种策略或许是有效的。其实，大多数患者的失误在于，初次发作之后通过药物治疗有所好转，于是立刻断药。另一个失误是，给自己定下一个治疗期限，比如想在一到两年之内痊愈。这类患者像是被困于自己所建造的马奇诺防线，如果在治疗过程中轻易断药，事情会变得艰难。此后复发的可能性并非为零，一旦复发，他们必然垮掉，并再次寻找病因。其实，病因并没有那么重要。重要的是，再次去医院就诊时，他们的服药量已经比以前有所增加。如此反复，病情会越来越重。

经历成长之后的精神病很高明。当它超越某个临界点后，就再也不是我们体内的"他者"，而是与我们紧密地合为一体。不论你认为自己是被疾病"污染"了，还是与疾病融为一体，从此之后，你很有可能会抛弃自己原有的感觉与心情，按照疾病的要求进行思考与判断。疾病变得比我们的感觉世界更加庞大，迅速渗透到我们的意识之中，不断壮大自己的身躯。

此时，我们控制疾病的欲望会愈发增强，却已经错过了可控期。现在我们只能跟随增强的疾病，试图维持自我感知的一致性。然后，我们会明白疾病不是内部发作的，而是从外部降临的。即，疾病并非吃掉我们的内部营养成分而发展壮大，而是以发育完毕的成熟面貌突然出现。到了这个时候，我们才不得不问出这个问题：这种病还有救吗？

如果医生表示必须一辈子服用精神类药物，这种病会伴随终身，有的患者就会难掩失望与尴尬。还有的患者会淡然接受，表示自己也是这样认为。接受药物治疗不是为了变好，而是防止变得更加糟糕。你改善生活习惯，专注于配合环境与条件，却发现就算只维持当前的状态，花费也会超出想象。有的患者因为无法支付费用而艰辛地维持低空飞行状态，或者坠落之后再也无法起飞。最终，身体疾病发作了，成为这种僵持状态下的崭新地平线。从药物不良反应到肌肉骨骼系统异常、新陈代谢问题、各种感染症状、皮肤问题、自我免疫问题，甚至脱发等，这些轻微症状层出不穷，导致身体状况大不如从前。相对来说，有明确病因和诊断的疾病，还是比较好应付的。

有的患者还会经历药物不良反应或者兴奋状态所引起的发作，无法完全控制自己的感觉与身体，这种奇怪的痛苦像是在啃噬发狂的身体末端，怎么也摆脱不掉。去了精神科依然找不到病因，发病时去看急诊也只是诊断为原因不明的"行动化"[1]。现在，你会认为世上的痛苦分配十分不合理。

十一年前，我经历了第一次发作之后，由于滥用药物、酗酒、生活不规律，没过几年就患上了罕见的眼球疾患：一只眼睛出现异常，几近失明。虽然就诊及时，手术成功，但是视觉障碍维持了大概两周，当时受到了极大的心理冲击。另一只眼睛则像是隔着多重放大镜一样，视野严重扭曲，看谁都像是弗朗西斯·培根的画中人物。那段时间总是视觉扭曲，或者看不清楚。像这种原因不明的特发性疾病，患者很难自主克服。此前，身体一直很听话，和我一起对抗精神病。如今，面临这种背叛，感觉

1　行动化：一种精神症状，指某些非语言的冲动行为。

就像被人抛弃了。

不论你内心的时间感知如何，身体都在逐渐老去。三十岁的宿醉与二十岁的宿醉必然不同。身体非但不会为你担保，身体疾病还会与心理疾病携手同行。你的思维障碍、精神病不仅存在于思维，而且与残破的身体结合，引发各种异常思考。你会盲目相信"我必须通过死亡才能结束这种痛苦"，不断驱赶着自己，探求"还要忍受多久才能得到救赎"。现在，只有解决身体疾病，才能减轻精神负担，这种状况形成了与精神病初期截然相反的想法。问题是，就算身体的痛苦消失（痛苦的原因得以消解，或疾病得到治疗），精神上也会留有痕迹。这些痕迹就算不以自杀念头、自残冲动等自我破坏的明显形态表现出来，也会贬低自我价值，让你找不到照顾自己的理由，所以不再维持正常的衣食住行，或者对疾病表现出无所谓的态度。总之，长期与疾病抗争，疾病与疾病的重叠，会导致我们主动放弃自己。

无法康复的患者很郁闷。他们难以忍受新的疾病，哪怕是肠胃病之类的小病。就算只是嘴唇干裂或者恶心想吐，也好像面临世界末日般满脸愁云。

然而，疾病的发展空间不是其他国家的世界杯体育场，而是自己的身体。无法康复的患者难以理解这种相关性。比如，因为抑郁症而长期卧床时养成了玩手机的习惯，自然就会保持手肘支撑全身体重的姿势，就算不打网球，也可能患上肱骨外上髁炎。像这样，长期卧床可能患上肱骨外上髁炎，不规则的饮食习惯会引发反流性食道炎或者慢性肠胃病，活动不足会导致某些肌肉负荷过重产生肌肉痛等。其实，患者很可能明白这一切都是由自己的行为所引发的。不过，问题永远是疾病所引发的心理挫折，即使找到病因也无法消解。

经历过多种疾病的患者会明白，疾病们彼此倚靠，携手前行，有些看起来是轻症，其实暗示着某种重病。它们彼此环环相扣，除非同时改善，否则没有太大作用。我们制订了运动计划并决定严格执行，想要一次性解决不规律的饮食习惯与暴饮暴食所引发的进食问题、活动不足与体重暴增所引发的关节异常等病症。遗憾的是，我们的精神却在几天之后突然难以承受新的运动，只得举手投降。

如上所述，多次努力摆脱困境、屡败屡战的患者可能最终也会举手投降，所以"疾病管理计划"永远都要谨慎进行。这种计划的目标与核心必须非常简单，而且因为绝对无法独立完成，必须接受周围人的协助。当你需要帮助时，最重要的是不能羞于求助。而且，在推进计划的过程中，你的疾病（不论是精神病还是身体疾病，不论是长期疾病还是新生疾病）随时可能出现剧烈起伏，你必须牢记这一点。

在这种疾病管理计划中，需要三个必备因素：一是在精神科长期治疗，二是有随时可以就诊的家庭医学科[1]，三是做好饮食习惯管理。我们需要达到的目标并不是比现在更好。首先尽可能更

1　家庭医学科：基础医疗中的一个分支，针对个人及家庭中的成员提供持续性及全面性的医疗照顾，不分年龄、性别、疾病、身体部位。

好地把握并维持现在的状态，同时进行药物治疗。

在这个过程中，可以把握患者动态的精神科医生必不可少，但医生不一定必须详细了解患者的所有情况（家庭环境、情感状况、其他背景信息等）。

所谓随时可就诊的家庭医学科，是指患者出现新病症的兆头时，可以随时到设有家庭医学科的医院接受治疗。这样的医院最好还能检查与精神病相关的呼吸系统疾病（严重的空气污染可能对抑郁症产生影响）、新陈代谢问题、皮肤问题、各种自身免疫疾病等。这样做的好处是，经常就诊则记录积累变多，出现新的疾病时可以进行合适的介入。此外，当精神病引发脱水、营养不良等症状时，也可以及时去输液或者接受药物治疗。

饮食习惯与活动模式很难一次性发生改变，就算改变了，也很容易重蹈覆辙，所以循序渐进比较好。只要做到理想程度的一半就算胜利，然后再逐渐改善就好。

为了改善饮食习惯，可以实践以下方法：第一，和其他人一起吃饭，可以为难以保证一日三餐的患者提供吃饭机会；第二，和其他人一起购买食材，不仅节约生活费，还可以自然而然地共享简单的厨艺技巧，以更低廉的价格购入应季蔬菜水果，同时也是一种社交活动；第三，刻意增加蛋白质摄入量。药物服用、活动不足等容易引发营养不良，均衡的营养摄入非常重要。暴饮暴食或者饿肚子等饮食习惯，可能源于某种病态的想法，不能看作简单的生活习惯问题。如果存在进食障碍问题，就要咨询医生或者求助身边的人，共同探讨改善方案。

◎ ◎ ◎

　　精神病起初症状可能不太严重，患者看似能够从容应对。不过，一旦出现一次失衡，就会反复出现不可逆的破坏，很容易让人孤立无援。就算服用 1200 毫克的锂盐、300 毫克的托吡酯、800 毫克的喹硫平，不够再吃 8 毫克的利培酮、50 毫克的氯丙嗪，病情也没有任何好转，只能艰辛地维持着当前状态，不至于加重而已。没有得过精神病的人，不会了解这种凄惨的状态。精神病就像是一个肿瘤，吸收了身体的优质养分，不断疯长并且带来新的症状，没有人能够体会这种痛苦。

　　当无穷无尽的症状接踵而来时，我们可以采取以下措施：不要费力解释和分析；对于可以治疗的疾病，绝对不要放弃，充分接受治疗，心存希望。就算你认为自己已经失去了所有机会，疾病已经恶化，没有治愈的可能，依然要心存希望。

　　最后我想说，如果你患上了意外的病症，而且是危症，不要把前来安慰你的人拒之门外。要警惕孤立无援的状态。孤独是通往死亡国度的车票，即使你已经买下这张车票，并且把孤独视作你的最后一道城墙，也应当随时寻求他人的帮助，不要抱着视死如归的悲壮心情独自面对疾病。

第九章

初步了解药物

如果你是一名精神病患者，正在接受药物治疗，请在下述列表中确认符合自己的选项（也可以直接阅读本书第十六章）：

* 可以表达自己的症状有多严重。

* 可以说出自己适合什么药物。

* 每天服药两次以上。

* 曾经有过严重的药物不良反应。

* 没有中断药物治疗的计划。

* 至今为止，接触过 10 种以上的药物。

* 有过如下想法："不想断掉这种药。"

* 有过如下想法："特别不想吃这种药。"

* 周围有人反对你接受药物治疗。
* 如果不服用某种药物，你就难以隐藏自己的某种症状。
* 曾经有过服药之后没什么效果的经历。
* 想要换掉正在服用的药物。
* 总觉得自己吃的药还不够多。
* 想要尝试某种药物。
* 没有足够的经济能力尝试药物治疗之外的其他疗法。

🐱 药物是最快速的治疗方法 🐱

意识到自己患上了精神病，最快速的治疗方法就是药物治疗。对于第一次到精神科就诊的患者，医生通常会开具苯二氮䓬类抗焦虑药、神经稳定剂与芶酚或者少量的抗抑郁药，然后观察药物的疗效，增加药量或者更换药物。药物起初一般会产生轻微的不良反应，SSRI 类（选择性 5-羟色胺再摄取抑制剂）抗抑郁药服用四周之后才会见效[1] ——听到这些，你会在心里期待着几

1　医学上一般认为两周以上才会见效。

周之后病情有所好转。理论上，试着服用几种药物并集中观察，就会找到最合适的药物。然而，大多数患者过了几周、几个月甚至一年之后，依然没有找到适合自己的药物，反复接受门诊治疗却没什么效果，还要忍受各种不良反应，于是逐渐感到绝望。

第一次去精神科时，我认为最好找一个可以理解自己的医生。不过，整整过了五年之后，我才终于找到了满意的医院。我可以和恋人一起就诊，医生也能理解我的情感问题。因此，我相信那里的处方一定很棒，也会给出有效的建议。

然而，我现在才明白，药物治疗过程中最重要的不是"是否与医生聊得来"。因为医生认真聆听你的复杂状况或者特殊关系并不断点头，不代表一定会为你开具合适的药物。有时为了到一家可以聆听自己故事的精神科就诊，你可能需要浪费很长时间赶车，还可能要在人满为患的门诊苦苦等候，所以一定要计算自己所付出的时间和金钱是否物有所值。如果去精神科这件事本身已经为你消解了不少压力，也算是一件有意义的事情，否则我还是劝你最好重新考虑一下是否要这么做。

药物不是魔法，无法一次性解决你的苦恼、身份认同、关系、矛盾等所有问题。服药，当然也不代表立刻变得幸福。但药物治疗可以应对各种症状，比如不安、恐慌、抑郁、躁狂、自杀念头、幻觉等。因此，寻找一位专业能力值得信任的医生开具药方，是我们在与疾病斗争中取胜的必备条件。

每个患者在接受精神病治疗的过程中，都有过创下个人纪录的药物与用量。比如在严重的自杀事件中，医生可能会让患者服下600毫克的思瑞康[1]，患者会立即进入昏睡状态，自然就不会再有产生这种念头的机会。不过，这种情况很少见。何况自杀念头只要出现过一次，就很难完全消失，只是强弱程度不同而已。据研究结果显示，自杀念头、自残冲动等症状主要出现在二十四岁之前，此后便相对稳定。不过，如果十多年以来一直认为自杀是解决问题的办法，则这种习惯不会一下子就消失。久病患者常说："过了三十岁，就消停了。"然而，过了那个年纪，症状并非一定会消失。因此，药物治疗足以备不时之需，但并不是解决所有问题的万能钥匙。

🐱 像蚂蚱一样游走于各所医院 🐱

初次发病时，我曾把药物看作救世主。住院之后，病情很快有所好转，我以为自己很容易就会痊愈。我断了药，不再去医院。此后，病势略有上升，我也不以为意。无知的我直到病情加重的趋势愈发异常时，才去了另一家精神科，从零开始重新接受治疗。或许是出于这个原因，治疗并没有什么效果。病情逐渐恶化到几乎想要冲向马路中央自杀时，我去了延世大学附属医院精

1　思瑞康：化学名为喹硫平，第二代抗精神病药物，比第一代的不良反应更小，效果更佳。治疗失眠时一般用量在25到50毫克，所以600毫克属于用量极大。服用之后会有种被砸晕的感觉，像是一口气灌了两瓶烧酒。（作者注）

神科，开始服用思瑞康。我还同时患有自杀念头和躁狂，锂盐900毫克、思瑞康650毫克都未能控制住病情，尝试了15毫克当时不在医疗保险范围之内的阿立哌唑也是一样。我像是打歪雨伞般淋湿了衣服，白白浪费了那么昂贵的治疗费，最终又回到了原来那家精神科。不过，那里的医生没有为我加大药量。

2015年冬天，我开始阅读各种医学书籍，对药品越来越感兴趣，积累了不少相关知识。从2016年上半年开始，我已经可以和医生一起商量使用哪种药物。之所以必须和医生商量，是因为以前因为滥用而产生了耐药性，几乎没有什么可用的药物了。几乎所有的稳定剂、抗抑郁药都不奏效，就算尝试新药物，虽然几乎没有什么不良反应，不过耐药性太强，所以药效也不明显。

🐱 药物滥用的世界 🐱

药物滥用是一种常见症状，一般分为以下两种情况：

第一，患者对精神类药物了解不足，或者认识错误。

第二，患者存在抑郁、自责、自杀念头等症状，刻意过量服用药物。

首先需要说明的是，抗抑郁药不是带我们进入幸福国度的灵丹妙药。简而言之，药物的作用原理相当于维持我们大脑神经递质的平衡，并非吃得越多越好。

滥用药物的行为本身无需花费太大力气，所以很多人轻易就陷入其中。这是一种上瘾行为，是特定情绪（愤怒、抑郁、孤独、自我贬低等）或者状况（关系受挫、人际矛盾等）的后续结果。因此，很难消除这类患者试图过量服药的想法。而且药物自残与其他方式的自残不同，年纪增长之后，这种行为也会持续下去。

药物滥用会导致十分危险的后果。昏厥失忆是后果之一，如果同时酗酒，还会出现各种其他症状。如果习惯性滥用药物，可能造成大脑功能低下、记忆力下降、其他认知能力衰退等问题。

药物滥用上瘾，第二种情况多于第一种。不过，第一种情况也需要多加注意。在禁止毒品的韩国，药物带来的快感会为长期没有出过任何问题的轻度情感迟钝精神病患者提供某种幻想。但是，并非过量服用抗抑郁药就能得到快感，甚至把抗抑郁药胶囊剥去外壳，只把颗粒倒进鼻子里也不会有什么快感，希望各位千万不要尝试。比如，据说ADHD（注意缺陷与多动障碍）患者服用的哌甲酯会产生与可卡因类似的效果，经常被误用，还有人称其为"学霸药"。每个人的反应有所差异，我服用哌甲酯之后就像爬上转轮的松鼠一样活力四射，非常兴奋。然而，精神兴奋所带来的活力总是很快消失，只留下不悦。而且这种"活力"是否真的有用，也令人心存疑问。

很多药物并非吃得越多效果越好，这是一种错觉。伴随着酗酒的药物滥用，兑着西柚汁的氟西汀滥用等，都很容易造成（临时）记忆丧失或者记忆力下降。例如，有人可能会认为，"就算吃了很多安眠药，只要沉睡一两天就会醒来吧"。据我所知，药物滥用醒来之后，大多数人会像行尸走肉那般在街边徘徊。我还听说，经常药物滥用的人，某一天突然忘记了回家的路，在附近街边转悠。药物滥用还可能会留下后遗症。不对，应该说一定会留下后遗症，随时可能引发记忆力衰退、手颤症、不安腿综合征、肠胃病等。医生们说，最新的药物很安全，吃了也不会死。但是，永远存在例外。如果药物滥用养成习惯，你将有可能面临死亡的危险，或者至少会面临各种药物不良反应和终身后遗症。

🐱 药物的语言 🐱

精神病的特征在于人类的语言无法完全描述它。患者在陈述病情的瞬间，思维经常出现偏差，找不到解释的方法，一时不知所措。这种状况要么引发误会，要么令听者更加费解，患者自己也疲惫不堪。

药物可谓是精神病患者的第二外语。"思瑞康加到了 200 毫克。""我还吃德巴金[1]。""我拿了氟哌啶醇[2]，这个药需要什么时候服用呢？"在精神病患者群体中，就算无法一字一句描述自己的症状或者痛苦，也可以通过这种方法说明自己的疾病状态。对于服用过某些药物的患者而言，这已经相当于提供了疾病状态的充

1　德巴金：丙戊酸（Valproate）的品牌名称。

2　氟哌啶醇：主要用于治疗精神分裂症和躁狂。

分信息。可以通过第二外语进行沟通，这种协助小组的存在十分难得。经历了认为正在服用的药物与自己同等重要、在某些社交网站上以各种隐语说明自己的病症、把群体名称当作自己最重要的身份认同等过程，才算成了一名真正的精神病患者。

有的医生完全不提供任何药物信息。因为患者会执着于医生公开的药物信息，过多地关注药物，可能不利于治疗。不过，一无所知的服用与稍作了解之后的服用还是不同的。如果接触了药物信息，我们就会理解治疗的原理，哪怕理解得不完全正确，也可以慢慢吸收并加以辨识。第一次在精神科确诊时，大多数患者反应都是："哦，原来如此。""了解"自己的疾病，这是多么幸运的一件事！积累药物信息也是如此。我现在的精神科医生很喜欢详细说明药物：增加助眠药物茚酚是为了减少冲动外出、自残等异常行为；阿普唑仑在体内吸收之后会产生幸福感，引发瞬间的精神兴奋，所以不要用于躁狂。于是，我就会感慨："哦，原来如此，怪不得我会变成这样。"

◎ ◎ ◎

了解药物的基础知识，包括以下两点：寻找适合自己的药物；寻找值得信赖的医生（在开具药物处方笺方面）。不过，两者的门槛都很高。由于每位医生拥有自己的药物处方原则与倾向，如果感觉不适合自己，最好直接告诉对方。否则，按照医院的方式进行药物实验，可能要费时许久才会找到适合自己的药物。尤其是在小型诊所（社区精神健康医院等），每位医生的药物治疗方式真的有很大差别，有的地方开具 2~5 毫克阿立哌唑，有的地方两周药量足有 30 毫克。差别就是如此之大。

如果在大学附属医院就诊并接受药物治疗，可以接触的药物种类更多，尤其是新型药物。不过，去大学附属医院需要支付八到十万韩元的诊疗费和药剂费（包括保险之外的药物使用、一个月用量的药物处方、昂贵的诊疗费），经济负担较重。而且，上班族只能根据预约时间请假就诊，时间与金钱消耗不可小觑。而且，拿着大医院开具的药物去小诊所，一般无法开具同样的药物。在诊疗过程中，每位医生有自己的药物调配特点与原则，通常不会喜欢患者的这种行为。有的医生会用锂盐治疗抑郁症，有的医院即便是遇到混合性发作也绝对不使用抗抑郁药。如果患者表示出现了神经障碍或者身体症状，有的医院会表示芭酚已经足够，有的医院则会开具 β 受体阻滞剂。

那么，患者可以做什么呢？决定什么时候去精神科就诊，决定是否去大学附属医院，明确换医院的理由，以及了解某种药物对自己的影响，判断药效与不良反应的区别，准备诊疗费，就诊并接受药物治疗，与药物治疗协助小组联系，养成遵守服药时间与用量的习惯……这些都是患者可以做到的事情。最重要的是，不要过度执着于药物。我们要做的事情太多了，很难在此逐一列出。不过，结论很简单：药物治疗是药物的职责，把自己交给药物，我们只要做好自己该做的事情即可。

第十章

第一次去看精神科，
该和医生说什么

起初，我们想要向精神科医生倾诉一切。

然后，我们想要向精神科医生说明自己的问题所在。

在某个瞬间，我们明白了传达这些信息没有必要，于是离开了医院。

在下一家医院，我们的话变少了，医生开具的药方也似乎比较随意。

然后，我们决定试一下朋友正在就诊的医院。那里的医生话很多，我们也可以放松地讲述自己的故事。医生开具了很多以前没有吃过的药。但药量是不是太大了？似乎出现了一些不良反应。

◎ ◎ ◎

我持有所有精神科医院的通票，那就是我所服用的药物。"药吃完了，这是我现在正在吃的药物列表。"只要展示一下写在纸面上的药名与用量，请医生开具处方，哪家医院都会照做。

药物处方就像是法国菜的配方，锂盐 1200 毫克、丙戊酸钠 900 毫克、思瑞康 500 毫克、劳拉西泮 2 毫克、茚酚 80 毫克、地西泮 2 毫克、阿普唑仑 4 毫克——像这样写在纸上，每家精神科都会接受。我去了五家医院之后，最终选择了一家新的医院，现在已经定期就诊一年多了。

虽然有各种原因，但是最终我选择了两家医院。首先，我回了老家，没有药的时候不得已去了第一家医院。至今为止，我已经连续六年去那里就诊，制作了心情曲线图，非常有用。我也基本以此为基础，在首尔的精神科和医生讨论添加或者减掉某种药物。我很信任首尔的那家精神科，而且和恋人一起就诊，医生十分了解我们的情感关系。如果产生了药物不良反应，我对医生减药的决断力和执行力也很满意。以前去过的其他精神科，就算我表示某种药物产生了极大的不良反应，医生也会笑着增量："尽管如此……""再吃一周看看吧。"我只好选择逃离。

如果和有类似病症的患者讲述以上经历，他们会出现两种反应：第一，"真的可以逃离吗"；第二，"也看看我的药吧"。在我周围，大约有十五位朋友正在服用精神类药物，他们都很好奇自己为什么要服用某种药物、药效是什么、是否可以继续服药等，医生却没有做出充分的说明以消除患者的疑问。尤其是关于药物不良反应，关于抗抑郁药、非典型药物与典型药物的服用，大多缺乏充分的信息。如此一来，可能发生的最恶劣情况是：或经历医生、患者以及身边的人都难以理解的怪异发作，或出现精神病性症状与不可逆疾病，或史无前例地严重到必须立刻去医院；在职场或者学校出了问题，只好离开所属单位，成为半空中飘浮不定的尘土，哪怕是路边的狗冲着自己叫了一声之类的琐碎小事也会导致发作。

不熟悉精神病世界通行规则的患者，与医生交谈显然困难重重。他们会诉说自己昨天哭了，想死，使用了五张面巾纸。如果对医生的药物处方表示不满或者疑问，所引发的愤怒与悲伤可能需要五十万张面巾纸。不过，我们必须告诉医生之前不满意的咨询与药物处方，因为这比面对疯子一般的自己更加容易。

与精神科医生对话的复杂之处在于，患者第一次进入精神科诊疗室，积攒至今的所有故事蜂拥而来，很想大声倾诉。从小时候挨打开始，到幼儿园时期遭到排挤，小学时期的家庭破裂、初中时期挨打，高中时期患上抑郁，高考失败，其间家庭矛盾爆发，想要自杀，于是离开家人去上大学，却躲不开恋爱失败、学业警告，没有钱只好去打工，遭受凌辱，心生杀机，所以来到了精神科……你泪流满面地开始讲述，不知不觉就到了咨询结束的时间，医生略显难堪，表示先给你开点药，让你下周再来。你怎能不心生怨恨呢？医生听我说话了吗？为什么对我的话毫无反应？我看起来很傻吗？我做着该死的兼职，好容易赚了点儿破钱来看病……你带着这种心情重新坐在等候室。"至少尽情倾诉了一通"，你如此自我安慰道。这时，护士叫了你的名字，你取了药，偷偷拿出来看了一下，每包两粒，都是你不认识的药。"我终于开始吃精神类药物了""我现在是公认的精神病患者了"。坐在回家的公交车上，你看着车里的人，感觉所有人都好端端的，过着正常的生活，是这个社会的一分子，而自己却被排除在外。到家了，你想到自己是一名被盖章认定的患者，感觉嘴里发苦，十分焦虑。你快速上了台阶，开门，打开书包，取出装着药物的纸袋，给自己倒了一杯水后把药片塞进嘴里，喝了一口水。一周过去了，什么事情也没有发生。

如果你是第一次去精神科的初诊患者，请牢记以下几点：

1. 就诊是为了接受药物治疗。如果想进行心理咨询，可以去心理咨询诊所。在精神科，不必向医生传达过多的信息。

2. 并非所有医生都十分善解人意而沉稳可靠。有的医生无法理解你的核心信息，却也能与你建立良好的医患关系。如果觉得这样做是在浪费时间和金钱，你可以选择避开。

3. 不要因为医生的话而患得患失。

4. 如果感觉医生的言行是在向你转嫁责任或者羞辱你，不要再去那家医院。因为你前去就诊是为了接受药物治疗。

5. 医生不是"击球手"，不是真正对你起到疗效的因素，药物才是。与其通过医生的话来了解自己，不如你自己逐一记录对新药物的感觉。

6. 药物不能凭感觉服用，医生是根据研究数据开具处方的。产生抑郁情绪并不一定要立刻服用抗抑郁药，而是需要和医生进行充分的交谈。因此，不向患者提问的医生有待进一步观察。

7. 想要服用某种药物而故意装病，是一种非常危险的病态想法，一定要把真相说出来。

8. 如果你提供太多信息，医生同样很难抉择。比如，就诊时不要按时间顺序罗列自己的信息，而是要按重要程度或者分类陈述（家庭、朋友、学校、职场等）。

9. 可以提前写下想说的话，不过要以列表的形式进行概括式记录。

10. 如果就诊结束之后想起未说的话，可以去前台求助。尤其是涉及药物不良反应的内容，一定要说出来。如果对开具的药物有疑问，也一定要说出来。

11. 养成如下习惯：进入诊疗室之后，先谈药物。诊疗的核心是药物调整。

12. 接受诊疗时，多把时间花在谈论药物上。逐一确认哪种药物有效，哪种药物感觉一般，哪种药物无效。寻找适合自己的药物种类，画出自己的药物地图。

13. 然后，讲一下其他人对自己的评价，因为这些内容可以为医生提供较为客观的观察依据。

如果想要向精神科医生传达更多信息，请参考以下几点：

1. 去医院之前，先准备好想说的话。

错误的示例：和某某喝了酒，一共喝了三顿，最后某某和我说了许多对我的人生很有益的话，所以我哭了。虽然记不清了，但是我决定好好生活。回家之后，我洗了碗，然后睡着了。

正确的示例：从周三到周五，我一直在酗酒。

2. 必须向医生交代的内容大致包括：目前的睡眠、精神活跃状态、工作或学习能力等。告诉医生你的心情以及由此引发的事件、是否有精神病性症状、是否有自杀念头、是否可以维持衣食住行等日常生活。此外，目前所面临的特殊问题（搬家、辞职、分手、自杀风险等）也要如实陈述。

3. 和医生商量正在服用的药物是否适合当前的状态。

你可以参考以上事项，按照以下示例进行陈述：

* 睡眠：睡了三个小时。凌晨醒来，白天一直在睡觉，打破了既有的生活模式。

* 活跃性、工作能力：什么也做不了，只能在床上躺着。

* 饮食状况：什么也没做，所以吃饭也没有什么意义，饿了就喝点儿豆奶。

* 心情：悲伤得哭了几次，变得垂头丧气，看什么也笑不出来，对一切丧失了信心。

* 源头事件：之前出了问题，被公司开除了。

* 精神病：没有幻听，不过在家里徘徊时会看到黑影飘过，十分害怕。

> * 自杀念头：如果现在自杀，既没有合适的衣服可以穿出门，也没有打车费。而且家里房间也实在太乱了，所以还不能自杀。
> * 生活状态：一天只吃一顿饭，不洗漱，只睡觉。

像这样，集中于自己的行为，向医生进行陈述。除了自己的想法与情绪如何开始与结束，其他的内容可能并不重要。与医生的沟通越顺利，越有可能获得有效的帮助。事实上，比起医生的直接回答，更换药物的信息可以提供更多答案。尽管如此，我依然建议咨询医生，上次请求的药物是否已经添加，是否去掉了氯硝西泮（利福全），是否重新添加了锂盐等。一定要这样做。经过一年到半年的时间，你大致就可以了解自己正在服用的是什么药物，某种药物是否适合自己。此后，不论发生什么事情，至少在药物治疗方面绝对不会崩溃。你会发现，为你的治疗提供担保的医生和药物，很久之前就是你的队友了！

第十一章

抑郁症康复指南

"我低头走路，不愿正面看人。我讨厌拍照，总想躲在角落里。我没有激动或者飘飘然的感觉，只有惯性行为（会模仿周围的人）。我不擅长表达，反应也很迟钝。我还有拖延症，而且不守约，回避与人联络。吃饭很随便，笑容很勉强，穿着也很别扭。我总是感到疲倦，而且不喜欢和别人对视。如果别人说我看起来有气无力，我只会敷衍地回答，看起来像是想要掩饰什么。"

就算因为抑郁症而失去了很多，你依然具备康复能力，拥有自己的习惯，并且心存希望。谈谈这些吧。我不认为抑郁症患者的缺失必须用爱来填满。我相信包括抑郁症在内的精神病患者虽然深受疾病的困扰，依然可以创造机会。让自己动起来并积累经验，是自己的分内事。我们将在本章谈一谈抑郁症患者可以进行的实践性活动。

抑郁症患者是冷酷的现实认知大师。他们会用最严格的标准评判自己。抑郁症严重或者抑郁发作时，他们绝对不会认为幸福或者开心是人生的本质。假如有好事发生，就算他们面带微笑，也会很快变得无感而空虚，恢复到原来的状态。经历了漫长而严重的抑郁症的患者，无法想象"最佳状态"的自己。"最差状态"成了他们的基准点，占据并控制了他们的内心。因此，他们稍微逃离"最差状态"时，就会感到满足。这种重症患者已经熟悉了痛苦（自残或者自杀念头等），所以在痛苦状态下会感到舒适。

有的抑郁症患者只有生活中经历不幸、矛盾或者悲剧，才会感受到"活着的感觉"。抑郁持续太久，无力和阴郁已经成了默认值，只有在处于超乎预测的戏剧化状况中才会经历愤怒与憎恶的感觉，习得"有感觉＝好事"的认知。最终，抑郁症患者成了沙里淘金的人，喜欢坏事胜过好事、心情低谷胜过心情巅峰。他们不仅心灵沉重，身体也变得弯腰驼背，常常低着头走路，越接近角落越感到舒适。

抑郁症是一种"断裂式"的疾病。一般人只要重复执行某种行为，积累的知识与信息就会越来越多，但在抑郁状态下很难做到这一点。他们不论做什么，都像是在画出一个个小黑点，难以形成某种模式或者组成图画，点与点之间像星星一样遥远而分散。

大多数抑郁症患者睡觉时经常醒来或者翻来覆去，所以难以缓解疲劳，即使以前的学业或者工作完成得很好，现在也遇到了难关。还有吃饭、洗漱、整理空间、洗衣服、挂衣服、叠衣服等一系列需要连续的行为，总是半途而废。有的抑郁症患者想要整理衣服，于是全部拿了出来，却止步于此。此后，衣服乱七八糟地散落在地板上，房间里没有落脚之地，给患者造成了极大的心理压力。尽管如此，患者依然无法重新叠好衣服并放进衣柜，只把衣服推到一边，然后躺在上面睡觉。六个月之后，抑郁症状稍有好转，患者终于把衣服重新收进衣柜，房间变得整洁了一些。然而，患者并没有因为收拾了衣服而感到任何成就感，反而因为之前未能整理衣服而感到自责。

抑郁症所带来的这种"断裂"是致命的。以前完全可以胜任的事情，患上抑郁症之后可能再也无法完成了。很显然，你想要通过康复运动找回失去的重要东西，然而疾病也知道这一点。在你最珍重的那些事情的周围，疾病也在随时站岗。

所以，平时就"想得多"的人一旦进入抑郁状态，会对鸡毛蒜皮的琐事更敏感，对于极小的信息也会产生很多想法。对于已经陷入病态之中的人们来说，抑郁仿佛提供了一个宽敞的运动场，让他们扭曲的思维在这里恣意阔步前进。很多抑郁症患者对铺天盖地的信息既迟钝又敏感。他们的思维偏执而稠密。抑郁症患者看似安静而迟钝，其实心里充满各种想法，有时还会连续几天不断思考。想要自杀、想到这个世界的不合理、回想自己所受到的伤害，这些消极的主题如链条一般连续不断。我们必须采取强硬手段切断这些连续的思考。想要脱离这些接二连三的想法，首先，注意力要集中于周边环境。数一数眼里看到的事物的数量，观察它们是什么颜色。对自己所在的空间保持兴趣，转换一下注意力，这种做法不仅有助于脱离消极思维，在抑郁状态下还可以打发时间。像这样，对某件事保持注意力，就会让自己的空间更加稳定。

为了证明自己的疾病，患者可能会做出危险的选择，还有可能对精神病产生爱意并为此献身。患者已经"一无所有"，所以会感觉抑郁才是自己的根基与全部，甚至特长。不过，这只是疾病的组成部分而已。抑郁症的表现方式与强度不会永远一模一样。你不能把它当作可以扎根的安稳土壤。如果你关注疾病多过自身，因为疾病的存在而患得患失，喜爱也好，憎恶也罢，对疾病付出过多感情，疾病就会愉快生长。我们要尽量减少令它们愉快的因素。

慢性抑郁状态或者抑郁症持续发作的患者，病情很容易恶化，或者说正在逐渐走向恶化。因此，着手做"现在可以做的事情"是一个正确选择。因为以前发作期可以做的事情，下次发作时很可能做不了。绝对别想一次解决太多事情，只要做能做的就可以了。不过，必须逐渐拓宽领域。语言能力下降、读解能力下降，可能会对你产生一定的威胁，却绝不会危及生命。如果这种"能力衰退"是折磨你的最大原因，尝试所属领域的康复项目更有意义。不过，重要的是我们最终需要的不是"恢复能力"，而是在社会中使用这种能力。而且，我们必须明白，恢复衰退的能力需要时间，而且并非一劳永逸，恢复之后也未必能长久维持。

抑郁会缩减生活环境和可做之事的范围。刚开始，你会难以去上班、去上学，然后是难以乘坐大众交通工具，甚至不能去门口的便利店，躺在床上，去厕所也很难……你可以活动的领域逐渐变得黑暗，不断缩小。在这种状态下，你很容易患上退行性关节炎、关节异常、代谢综合征等各种身体疾病。如果身体疾病发作，精神病的地平线就会瞬间发生倾倒，疾病会开始进攻你身上的所有脆弱之处。

🐱 抑郁症患者的活动实验 🐱

尽管如此，我们依然可以进行以下活动实验，对抗疾病。

首先，构建活动并保持下去，防止疾病扩散。你要以持续不断的活动充实自己的时间。假设自己像游戏角色的主人公一样，通过 HP[1] 与 MP[2] 等各种能力进行活动，如此理解会容易得多。就好比在游戏中按顺序连续按下键盘上的 w、a、s、d 键就会使出必杀技一样，我们必须不断活动，然后好好休息。休息是活动中最重要的一环。抑郁症患者在其他人看来似乎总在休息，实际上很少有"真正休息"的患者。因为不幸的想法或者自我嫌弃、陷入无力状态等，都会令人感到深深的疲劳。抑郁症患者很容易产生"我没有资格休息"的负罪感。此时，你可以把身体想象成虚拟形象或者游戏角色。如果体力值降低，就要补充体力；如果感到瞌睡，就要消除这种异常状态。因此，你要理直气壮地好好休息，而不必赋予这种行为什么价值。

1　HP：Hit Point 的缩写，游戏角色的生命值或血量。

2　MP：Mana Point 或 Magic Point 的缩写，在游戏中通常指代魔法值。

116

抑郁症患者的这种活动康复计划并不难执行。具体来说，就是"起床—穿衣服—喝水—上厕所—吃药"，只需十几分钟的时间。然后是视觉信息输入，我一般会确认社交网站和电子邮箱，看新闻或者社交网站的信息；如果对听觉信息的输入更加敏感，听听音乐也不错。像这样刻意让自己清醒三四十分钟，就不会再次入睡。每个人都有所差别，找到适合自己的起床方法就行。

如此一来，你的上午时间就有了保障。如果你是上班族或者学生，在上班或者上学路上进行"信息输入"就可以。只要到达目的地，此后的时间就会被工作和学业自动填满。

在这个过程中，最重要的是不要再次躺回床上，不要让自己躺着。一石二鸟的方法就是外出，上午必须外出，可以在住处周围转转，还可以吃点东西；如果去远一点的地方，可以先在家里吃过饭再出门。从最近的便利店开始，然后可以扩展为其他店铺、咖啡厅、餐馆等。也可以走出生活半径，如果你住在 A 区域，不妨试着去 B 区域逛一下。早期的变量控制在一两个，然后逐渐增加。

活动实验是一种类似训练的过程，你要记录下其中的变量（失败原因）。养成每天记录的习惯会很有益。最近的智能手机上有很多可以进行心情记录的 APP，可以观察睡眠时间或者生活节奏，然后设置定时通知或者画出统计图等。你可以通过这些 APP 便捷地记录自己的生活。

除了下载 APP，还可以选择自己喜欢的方式，制作列表，归纳自己的状态与心情。如果喜欢喝咖啡或者喝酒，就记下喝咖啡或者喝酒的日期与时间段；如果抽烟，就记下抽每根烟的时间

（比如起床后、饭后、睡前等）。以我为例，结束一件事时我就会想抽根烟，所以能通过记录推测之前做了什么事。喝酒，尤其是喝到烂醉会对身心健康十分有害，特别是存在酗酒问题的抑郁症患者，一定要正确记录开始喝酒的时间，以及是有人一起喝还是独自喝酒。这种记录有助于把握什么因素容易刺激你喝酒。

连续记录一个月左右，你就可以统计自己的行动轨迹。笼统地注意与按时详细记录，存在极大的不同。在这项工作中，对于还没有养成习惯的患者而言，关键是战胜内心的厌烦，把记录活动当作一种生活习惯并保持下去。活动反复积累，就会形成一种模式，组成我们的全部时间。我们要做的首先是确认模式，然后改掉不好的习惯，尝试是否可以进行一项良好的活动。如果我们有自己渴望的时间、生活模式，可以将其调整为一种习惯。随后，找出妨碍这个模式维持的因素并加以去除，就可以知道自己能在多大程度上控制自身。像这样巩固自己的活动模式，克服厌烦情绪，创造出对自己有用的时间，就是我们的最终目标。

🐱 抑郁症患者必须做的事 🐱

最了解你疾病的人必须是你自己，与疾病做斗争的人也是你自己。近来，关于抑郁症的各种建议与忠告铺天盖地，你可能反而不知道应该如何对抗抑郁症了。别人口中"绝对不能做的事"可能对你有帮助，别人建议的事情你可能反而根本做不到。

首先必须懂得如何建立以及维护与医生的关系。如果正在做心理咨询，和咨询师的关系也是如此。你还必须懂得和家人建立以及维护关系的方法。如果你在上班或者上学，职场关系、师生关系的建立与维护也要同步。你必须注意自己建立的所有关系。其实，就算没有像这样逐一列举，抑郁症患者也会非常在意这些关系。更重要的问题是，这些关系能否维持下去。

如果你未能在身边组成任何一个抑郁症自助小组，那么你可能十分孤单。在这场战争中，单打独斗绝非易事。因为没有人知道抑郁症会持续到什么时候。而且，其他人不论以什么形式，一定会误解你的抑郁症。所以，不管是网络关系、朋友关系还是兄弟姐妹关系，不论以何种方式，一个可以理解并接受你的抑郁症的群体会成为一股强大的力量。而且，你也可能产生帮助其他抑郁症患者的想法。就算你只是想发挥自己的影响力，这种行为也可能帮助到某个人，对心如死灰、感觉"生活中没有任何事发生"的抑郁症患者产生积极作用。

请记住以下几点：

> * 首先恢复自己缩减的活动半径。只要开始活动，心里有了活动的想法，你就可以去往更远的地方。

* 情绪起伏、内心的抑郁就像穿在身上的衣服一样，别去管它。最终，情绪都会消散。
* 集中于一件小事，复杂的思绪就会自然而然地远去。
* 不要过多地在意他人。
* 拥有自己的空间，做点家务。
* 列出绝对做不到的事情，请求他人帮助。

　　除了照料自己的生活，抑郁症患者也会有自己必须履行的义务。上班、赚钱、照顾宠物，还有可能需要偿还债务。抑郁症或许让我们失去了太多，但是我们的目标不是要求自己像正常人那样生活。同样的事情，抑郁症患者需要付出比常人多几倍的努力，你可能对此感到辛苦与委屈。其他人在休息，你也要休息；其他人吃的东西，你也要吃；其他人睡觉，你也要努力睡觉。只有这样，你才能实现自己的目标。在这个过程中，如果和他人做比较，你的被剥夺感只会愈发严重。上场对战的双方是你和你的疾病，而不是其他人。如果真的想要与他人对决，那也是在漫长的康复实验之后的事情。不过，任何结果都可能出现在你身上。在某个时间点，你可能变得更差；在某个方面，你可能变得更加优秀。你的现状不会永远持续下去。人都是会改变的，所以我们一定能活下去。

第十二章

双相障碍康复指南

躁狂状态下的双相障碍患者都会明白，我们的理性感觉是多么的微不足道。我们心里总有一种不祥的预感：躁狂终会把我们卷走，只是时间问题而已。在世界上的某处，当然会存在战胜躁狂的双相障碍患者。不过，没有人能在与躁狂的斗争中绝对称霸。躁狂就像潮水般涌来，要么把我们淹死，要么把我们推向岸上，或推向更远的地方。

反之，抑郁症则像是无边无际的沼泽，你无法估量它的方向与距离。在这种状态下，你感觉自己像是在胡乱扑腾。你想逃离，却找不到任何可以抓住的东西。你只是拼命挣扎着向前迈步，搞得自己精疲力尽。这样反复几次，你就会发现自己是在做无用功，索性安静下来。

双相障碍是伴随终生的躁狂与非躁狂的我、抑郁与非抑郁的我之间的战争。我们必须明白，疾病来势汹汹，会让我们失去一部分的自我，并且因疾病而失去的部分可能再也无法恢复。

双相障碍患者必然会遭遇自我主体意识分裂。换言之，分裂的自我主体意识大致相当于东拼西凑的结果。不过，患者本人会认为，无论是躁狂期有多动行为的自己，还是抑郁期卧病在床的自己，都与"真正的自己"相距甚远，所以会试图通过其补集来把握并定义"自我"的范围。双相障碍患者通常认为"轻躁狂"的边缘——用数值表述就是110%~120%——接近自己的本质。不过，主治医生的治疗计划要点通常是维持患者90%左右的状态。问题就出在这20%~30%的见解差异中。已经到达150%，不，200%、300%的双相障碍，绝对不会认为90%是自己的日常。他们就算再怎么让步，也会认为120%是自己"不错的状态"。因此，就算心情高涨，面对医生也会努力不表现出自己的激动；接受抗躁狂药物处方时，就算凭经验感觉药量不够，也通常不会有任何表示。就算规规矩矩地接受治疗，按时服药，依然要求自己具备120%的行动力。

躁狂就像是朝着未知的目的地奔驰的超高速列车，虽然患者也会感受到强烈的不安和危机感，却无法阻挡躁狂的动力。比如，医生叮嘱经历过一次严重躁狂发作的双相障碍患者全面应对下次发作，一定要按时服药与就诊，患者本人也答应会坚持管理。然而，等到下次躁狂到来时，患者立刻奔向了躁狂呼唤的地方。

我偶尔会觉得躁狂像是人类无法"管理"的脾性。经历过严重躁狂发作的双相障碍患者会明白，这种病会让你晕头转向，感觉一切十分合理。患者总是痴迷于因为躁狂而感知真理的瞬间，却忽略了躁狂期惹是生非的事实。在那一瞬间体验到的高度兴奋、成就感、顿悟，让患者感觉自己成为更好的存在、一个工作高效的人，是对社会有用的一分子。

经历过躁狂发作的双相障碍患者，绝对不要认为自己的前进轨道或者信念永恒不变、值得信赖。因为我们可能会再次被躁狂强大的磁力所吸附。索性把躁狂看作一个不可抗拒的黑洞，想着"这次也被吸进去了"，反而有助于战胜躁狂。

双相障碍患者的核心是患者必须独自面对两种感受截然相反的疾病。躁狂把患者当作象棋的马，要求患者做这做那，患者必须被动听命。反之，抑郁状态下反而存在很多需要患者主动开垦的部分。抑郁症像是只淋向自己的雨，细雨逐渐淋湿衣服，不仅不会像躁狂一样从疾病那里获取能量，而且无法守护自己的身体，必须竭力照料生病的自己。

躁狂发作多半可以预测。首次躁狂发作是突然来临的，此后的发作却可能在之前躁狂发作的时期或季节、心理创伤事件发生的日子，或者其他压力大、精神难以承受的时刻出现。我们经常忽略的一点是，就算是值得祝福的好事，对于双相障碍患者而言也可能成为很大的情绪事件，造成精神压力。经历了长期抑郁之后，我们最该多加小心的便是如礼物般到来的躁狂。躁狂就像是危急时刻现身的超级英雄，向身心俱疲的双相障碍患者展示着前进的动力与方向。因此，患者怎么可能忍住不爱躁狂！

比起患者的想法、感觉等内在因素，躁狂对外在因素的反应更加强烈，就像是在职场危机或者死亡等事件中爆发潜力的漫画主人公一样。当然，现实中几乎不会发生漫画一般的情节。所以，躁狂经常会更进一步。在经历了一些琐碎的小事，比如咖啡厅服务员只给你免费续杯，并表示"不能告诉其他人"；打车时发现地上有人掉了一张纸币；得到其他人的感谢、照顾、问候、称赞等之后，躁狂状可能会突然加重。这些情况的共同点是，当事人在人群中被"例外选中"并获得了利益。这种"外部因素"的发病状况因人而异，不过刺激了患者"特别""被选中""突出"的唯一性，通常会加重躁狂。就算某种言行并不是针对个人，对于精神病发作并处于不稳定状态的患者而言，已经足够形成巨大的刺激，从而加重病情。

如果像这样提前感知躁狂的发作与加重，就要立刻去医院告知医生这种变化状态，接受新的处方。躁狂的治疗时间非常重要，尤其初期应对措施的影响很大。因此，就算正在服用心境稳定剂或者抗躁狂药，也要与医生商量并调整药物。很多双相障碍患者不想失去躁狂初期那种"成为天选之子""变得有能力""什么都能做到"的感觉，因而故意推迟治疗时间。如果初期进化失败，躁郁症发作一般会持续一周（DSM-5 标准[1]）。而躁狂的持续时间越久，患者崩溃得越快。躁狂发作时的心情并非一定是又圆又美的气球，而是常常显现为压瘪、折叠或者皱巴巴的奇怪形状。如果你认为即将到来的永远是快乐气球，那就过于乐观了。事实是，躁狂发作时，人会变得散漫、注意力无法集中、性

1　DSM-5：《精神障碍诊断与统计手册（第 5 版）》。

急、刚愎自用、愤怒，饮食、睡眠不规律，导致身体垮掉，无法照顾自己，还会到处乱窜引发矛盾，身体症状与精神症状也在持续……这些症状可能会持续一周（或者更久）的时间。总之，躁狂的到来，并不是为了把你变得更好。

双相障碍患者的特征是"双方面"而非"单方面"的障碍，像是两边各被咬了一口的苹果。疾病的攻击力永远高于患者自身的恢复弹力。这场占地游戏开始之后，双方僵持不下；疾病变得强大，最终演变成无法逆转局势的黑白棋游戏。

将躁狂发作与抑郁发作对立起来，是双相障碍患者的常见失误。像是偏爱子女的父母一样，删掉抑郁期理应关注的部分，无视躁狂期的失误与失败，这种行为只会把你搞得一塌糊涂。对于双相障碍患者而言，重要的不是创造成果或者制造变化，也不是过上"正常"生活。虽然在心里想要"利用"躁狂、"忍耐"抑郁，但同时患有这两种不同症状的是同一个人，患者越是对这两种症状反应不同，越会变得自我分裂。如果每次发作都左右摇摆，只会在强大的对手面前束手无策。

双相障碍患者需要具备强大的自我，就算两种不同的症状引发大战也不会崩溃。此处所谓"强大的自我"是指包括过去、现在与未来的连贯的自我，以及持续终生的脾性。当我们必须与一种会抹掉自己人生片段的疾病进行斗争时，强大的自我的存在十分有用。不过，如果只是局限于想法，这一切很难实现。把自己的人生构筑为一个故事，使故事的每个环节紧密相连、牢固结合，这种想法固然重要，但像这样在思想世界内进行的工作，却难以抵挡精神病的渗透与歪曲。双相障碍患者一定不能仅局限于自己的思想世界，而是要进入现实世界，构建物理基础。就算疾病支配了思想，也无法侵占物理性的现实存在。

面对两种截然不同的症状，双相障碍患者需要拥有一个足够抵御侵袭的坚实基础。否则，哪怕建一百座、一千座沙堡，只要波浪涌来就会瞬间倒塌。这样做只会消耗你的体力与意志而已。你必须保证自己的连贯性。

如果双相障碍患者渴望自己的人生步步高升，向往比现在更进一步，就会在遇到台阶时竭尽全力多迈一步。躁狂发作的力量，会牵动他们跌落下去。

因此，期待持续变好、发展的形象（保持上升曲线）是不现实的。比较现实的做法是保持某种固定的行为，作为自我存在的基础。比如，你觉得自己只需一个小时就能去后山转一圈，这种想象对疾病有益。因为只需一定的时间、少量的力气，即可构建一个完整的叙事。这是一种水平运动。不管是躁狂发作还是抑郁发作，躁狂期轻松完成也好，抑郁期花费几个小时辛苦完成也罢，成功完成转一圈的动作，就有助于保持疾病稳定，还可以让患者体会到抑郁状态下也能完成这件事的愉悦。这一圈的积累，会成为保证双相障碍患者状态稳定的基础。如此积累下来的经验会成为坚实的基础，帮助你与疾病对抗。

举例说明一下"自我的基础"吧。第一个基础是空间。个人房间或者整套住房都可以，就算不是房间这样的单独空间，只要是固定属于自己的最小空间（床、书桌）即可。就算不是自己的专属空间，常去的地方（图书馆或者阅览室的座位、学校或者公司的桌子、车上固定的座位等）也能提供一定帮助。尽量保持这些地方的稳定性，对双相障碍患者十分有益。经常搬家、不断改变生活空间、经常换合住人，或者环境经常发生改变，都会成为刺激因素。双相障碍患者对于刺激的忍受度有一条临界线，一旦过线，则难以预测会发生什么事。

第二个基础是人。人与人之间并非只有彼此肯定、共同成长的关系，也并非只有共同成长的关系才值得珍惜。那些长期维持一定距离、偶尔交换相似情绪的关系，此时也会给患者带来温暖。就算每年只见一两面也无关紧要，重要的是长久维持。要么像蚂蚱一样四处跳跃，见完这个人见那个人，去完这个团体去那个团体；要么像濒死的动物一样，保持同样的姿势一动不动，谁也不见——位于这两种极端的双相障碍患者，更需要稳定的关系。维持了几年的关系全部会成为双相障碍患者的财富。如果这些关系中包括家人和医疗人员，双相障碍患者还可以获得十分稳定的抗病基础。

第三个基础是身体。身体是双相障碍患者全面对抗疾病的最前线。大多数躁郁症患者的身体拥有一种奇异的力量，能跟随过度兴奋的精神状态做出任何事情。不过，这种力量是有局限的，一个人不可能连续几周每天只睡两三个小时还精力充沛，也不可能一日三餐只靠咖啡因或者糖分补充体力。反之，患者可以感觉到抑郁期体力严重不足，无精打采，无法照顾自己的一日三餐，会出现怪异的体重下降或者增加，以及身体功能不正常等症状。

病情越重，身体负担越大。

在疾病的影响之下，发作状态持续越久，身体垮得越严重，最终引发身体疾患，很可能要承受身心双重痛苦。因此，患者有必要调整身体状态，尽量减轻精神病发作对身体的影响。不可能一次性改变所有，只要逐渐改变对自己身体最有害的习惯即可。比如，你可以制订"绝对不能熬夜"之类的原则。

最后一个基础是习惯。同样，这并非让你保持"良好的习惯"。所谓"习惯"，不必分好坏，必须全部实践起来。早晨抽根烟、回家喝一罐啤酒、早晨起床或者饭后喝一杯咖啡、工作五十分钟休息十分钟，或者乘坐地铁、公交车时总是坐在某个位置，这些都是正常的习惯。就算不是健康的习惯也没关系。这些习惯最终都会和嚣张的疾病对抗。习惯使人反复进行某种行动模式。在这个反复过程中，其他想法、观念，以及躁狂引发的各种思考是无法对你产生影响的。实践这些小习惯，现在的时空就会再次与过去连接，阻止躁狂引发的断裂。

如果你立志要管理好躁狂，必须具备这些如城堡般稳固的基础。不过，没必要为了对抗飓风一般的躁狂而故意返回被飓风侵袭的房子，只要再建一个就可以了。尽量减轻你的精神崩溃，这一点非常重要。很多双相障碍患者或许依然更喜欢躁狂发作，不过，我们必须牢记：抑郁发作期积累的基础在下次抑郁发作时也会协助你支撑下去，躁狂发作期坚守的原则在下次躁狂发作时会成为阻止事故的援军。

躁狂发作期的患者极其热衷于做计划。不过，过分的"计划性"并不值得称赞，因为就算计划的细微部分有所错位，患者也会认为计划失败，对下一阶段的计划执行产生负面影响。结果，躁狂期的双相障碍患者实际上根本无法完全实施自己所制订的计划。

不要展望未来，而是满足于每一天的完整性，做到这一点对躁狂患者非常重要。像读一本书一样，一页一页地完善自己吧。从早晨起床到晚上入睡，首先完成完整的一页。然后，制订未来继续这件事的计划。制订 A 计划、B 计划，买了很多奔向未来的火车票却全部错过乘车时间，于是感觉自己的人生完蛋了（实际上躁狂期会感觉失去了一切）。这种受挫的体验，带给你的只有失望和痛苦罢了。

因此，进入躁狂期时，不能轻易说自己"变好了"。同样，进入抑郁期也不要认为"变糟了"。那么，管理双相障碍的核心是什么呢？均衡？控制？可笑的是，这一切终究都会被疾病侵占。不过，我们不能因此就对疾病无限顺从。患病之后，进入稳定的双相状态需要很长时间。患者常常感觉自己瞬间大彻大悟、产生了足以改变学界乃至整个世界的想法、拥有了纵观宇宙的视野之类，周围的人不要对此表示称赞。

躁狂拥有火箭发射般强劲的推进力，却难以保障持续力。"一无是处"的抑郁期反倒可能在这方面更胜一筹。如果说"抑郁值得信赖"，听起来十分荒唐，但是相比之下，信赖躁狂则要危险得多，患者与身边人都必须谨记这一点。重症双相障碍患者的情况通常很难用情绪曲线图来描绘，即情绪根本无法数据化。

前一种情绪过后，立刻在记忆中变得模糊，说不出相比现在的情绪是"多一点"还是"少一点"。确认情绪变化的习惯非常有用。不过，一旦把握了躁狂即将到来的信号，必须尽快修正治疗计划。抑郁也是如此。尽快识别抑郁发作的信号，启动各种控制装置，即可在初期防止抑郁加重。

双相障碍Ⅱ型患者的情况略有不同。他们的轻躁狂的持续时间较短（持续四五天左右可以看作轻躁狂），不会引发严重问题或者表现出精神症状，而抑郁期持续时间较长。感受过未引发重大事故的轻躁狂的双相障碍Ⅱ型患者，会感觉轻躁狂像是送给自己的"礼物"，从而低估其危险性。

如果说躁狂患者的自我可以膨胀到200%、300%，那么轻躁狂就像是一张有限额的银行卡，似乎可以稍微乐在其中，也不会惹什么麻烦，不会出现明显的异常行为，或引发社会性问题，所以患者本人与身边的人都不会认为情况很严重。不过，轻狂躁并非没有任何问题。轻躁狂患者也可能经历混合发作，陷入混乱，无法保证衣食住行，造成身心负担。如果轻狂躁患者的计划也像躁狂患者一样细密而远大，并且遭遇了失败，有可能直接陷入深度抑郁，引发各种严重障碍。因此，就算是双相障碍Ⅱ型，也必须持续管理，防止疾病加重。大多数双相障碍Ⅱ型患者的抑郁期较长，轻狂躁期较短而罕见。因此，很多Ⅱ型患者经历着长期抑郁，一心期待着轻躁狂的到来。

精神病会挑战我们的个人记忆，打碎时间感。"我在哪里？我是一个什么样的人？"疾病会让你忘记通常的答案，自己能够清楚认知到的时间范围逐渐缩减，周围像是蒙上了一层昏暗的雾气。然而，如果尝试去做各种事情，比如完成手边的某件事，就可以在那一瞬间感受到自己在哪里，穿透迷雾，看见自己的存在。躁狂像是蓝色的鬼火，引导前方的路，让你不由自主地想要跟随它往前走。明明是疾病引发的状态，你却想依靠疾病解决。最让人焦急的瞬间是，明明看到了有望走出迷雾的小路，其他的一切（包括自己的身体）却无法沿着那条路跟过来。此后，如果躁狂突然消失，沿着那条小路走过漫长旅程的患者必然十分慌张，不知身在何处，也不明白自己为什么来到了这里。此时，必须寻找当时留下的模糊路标，原路返回。回到你的空间，回到你的熟人之中，去向你习惯的地方。如果没有走出去太远，我们完全可以返回。然而，大多数双相障碍患者已经跟随疾病走了太远，不愿选择返回，情愿去往一个无人认识自己的新地方。

疾病会快速读取患者的欲望，为患者想去的地方指路，鼓动患者跟随。患者到达新的地方扎根之前，躁狂又会像这样再度出现，激发新欲望，指向新地方。

我认为躁狂是人类绝对无法承受的一种疾病。躁狂有时像猫咪一般陪伴着我，有时像是黑暗或者空气一样弥漫在周围。这样生活了一段时间，我有时会感觉周围一片空空荡荡，只有孤零零的我和我的精神病。后来，抑郁发作了，躁狂则悄无声息地离去，好像我的存在本来就没有什么价值。我能怎么办呢？承受着漫长的抑郁，只等待躁狂的到来。后来，我才明白这是多么可笑！确认了自己依然留在现实世界之中没有被删除，我决定继续留下来，此后再也没有期待过躁狂发作。尽管如此，躁狂依然到来了。在确定的季节，依然突如其来，迅雷不及掩耳。有时候躁狂看上去完美而强大，有时则显得七零八落，还有的时候躁狂起不了任何作用。只是，现在的我不会再乘坐任何一趟列车了。我身上的某些部分可能很愿意登上列车去往终点，但至少其他部分会在无人的车站下车，坐在自动贩卖机旁的长椅上，端着一杯冰冷的饮料。

第十三章

用兴趣来对抗时间

你感觉自己符合以下列表中的哪几项呢?

* 时间对我不公平。

* 漫长的一天很可怕，很可怕。

* 想要做点什么，却总是提前预知失败。

* 情绪难以维持平衡，总是偏向某一边。

* 无法感知乐趣，而且这种情况已经持续很久了。

* 满足于各种琐碎的消费，但是这种满足感非常短暂。

* 感觉以清醒的状态打发时间很可怕。

* 为了使自己意识混沌，故意滥用药物或者自残、酗酒等。

* 意识到在家或者房间里可做之事是有限的。

* 就算外出，也会很快感到疲惫。

* 无力尝试新事物。

* 认为从来没有做过的事情不可能做好，所以不想尝试。

* 已经很久无法做症状记录等生产性活动了。

* 打发时间需要花钱，但手里没有那么多钱。

* 已经记不起自己是否曾经有过全神贯注做某事的经历。

* 做事总是有始无终，或者只是在内心想象而不付诸行动。

* 怀疑自己是否具有生活能力。

精神病与时间关系密切。就像生活空间、条件与环境会对精神病产生影响一样，时间也会支配着精神病患者，患者无法逃离其掌心。精神病是一种断裂性病症，尤其对于发作明显的患者、重症患者而言，精神病就像是每天抽枝、发芽、开花又即刻凋谢的植物一样，导致时间感变得怪异，出现彻底断裂。没病的人可以像自主呼吸一样极其自然地与时间世界保持步调一致；精神病患者则有时缓慢而笨拙，有时又太快，踪迹难寻，经常发生不同于正常时间感的事情。在这种情况之下，精神病患者依然想努力做到早晨起床、洗漱、吃饭、外出，却往往不幸地一败涂地。

失败的原因其实很简单。第一，照顾自己吃饭、洗漱、外出等所谓的"努力维持日常"，不会让患者的情况发生戏剧性的改变。第二，遇到这种障碍时，患者很容易死心。有的患者一直渴望离开，去往其他地方，希望"一下子"让生活"焕然一新"，失败后更容易感到伤心。所以，就算搬家、换室友、养猫、每天去咖啡馆、去学校、上班、做家务，精神病患者的心情也不会发生终极改变。这个事实令他们十分受挫。而且，就算处于只靠想法无法改变现实的状态，患者依然相信只要下定决心、改变思考方式，就能扭转现状。其实，这是一个巨大的陷阱，只要陷入"抑郁是思考方式的问题"的泥潭，就再也不可能脱身。独自在家空想未来的患者，一定要重新检查自己的状态。我身边的一位精神病患者曾经想要控制所有变数，在行动之前反复模拟试验，却在一次严重失控之后遭遇了患病十年以来的最差状态。我们想要脱离过去、忠于现在、防范未来，但这三者通常无法同时完成，所以最好把忠于现在的姿态当做自己的出发点。

不论你是学生、无业游民、上班族还是自由职业者，都无关紧要。如果你有足够的时间，总是琢磨如何打发那些时间，请参考以下内容。如果你的工作或者学业太繁重，没有多余的时间，只要执行这里最基本的休息部分即可。

对于精神病患者来说，什么是"好好利用时间"呢？闲暇时去了闹市，并不代表这一天过得不错。时间沿着行为的锁链，重复同样的模式，一件事衔接另一件事，这种有序状态的时间流逝是没有痛苦的。单发性事件有助于转换心情，但是短暂的心情好转不足以推动生活。我们要寻找可以扭转现状的事物，渴望那个通常被称为"兴趣"的东西。兴趣的门槛低，宽松而自由，不用太专业就可以从中获得乐趣。

疾病严重发作时，患者往往束手无策，大多数活动都无法进行。患者们一般反应速度低下，或者思维扭曲严重，很难与他人顺利对话。如果是因为严重的抑郁而长期躲在房间里，或者社会技能与自尊心比以前衰退的状态下，一旦提到"兴趣爱好"，患者必然会对新体验、新场所感到恐惧。如果在准备不充分的状态下硬撑，可能会受挫。因此，我建议从自己可以独立完成的兴趣开始，循序渐进。

可以独立完成的兴趣当中，最基本的就是"休息"。对躁狂患者来说，精疲力尽的状态即是休息；抑郁症患者要么认为没有休息时间，要么处于在他人看来"一直在休息"的状态下，实际上大脑还是像机器一样不断运转，达不到休息效果。以抑郁时嗜睡耗竭的症状为例，患者大多会往来于床与洗手间，除了吃就是睡。因此，想要好好休息，就应该从这两个空间开始做起。

休息的作用是通风换气。内心的极度紧张得以放松，病症缓解，睁开眼睛时感觉大脑清醒，可以整理一下乱七八糟的物品等，这种心情就是好好休息之后的状态。

那么，你可能会问，应该怎么休息呢？

为了保证高质量的休息，有必要整顿一下"最经常休息的空间"。方法很简单：准备一套长期使用的被子与床垫、枕头之类，洗干净，晾干，然后铺好；洗手间只要换一块香皂、几条毛巾，感觉就会完全不同。外出之前，你可以在这两个空间做准备；晚上回来之后，你可以在此舒适地洗漱与放松。

睡眠是休息的基础。想要拥有优质睡眠，不论时间早晚，必须在相似的时间入眠。尽量把影响睡眠的东西放在远处。如果易惊醒或者对噪声敏感，就要准备耳塞、眼罩、遮光窗帘等必需品，尽量保证睡眠。对于睡眠障碍的患者，我建议去医院开一些安眠药服用。有的患者可能会担心药物的不良反应，那我就再多说一句。四年前，我持续失眠（这被称为"睡眠不足"或"睡眠剥夺"），引发了急性躁狂等严重后果，并且不断加重，很难治愈。如果不睡觉，你的状态也会快速恶化。众所周知，睡觉前不看手机等电子产品真的非常重要。各位都应该有过这方面的经验：手握电子产品，不知不觉到了凌晨，双眼充血，安眠药也不管用了，翻翻社交网站，看看视频听听音乐，不知不觉睡去，下午很晚才醒来，心情糟糕透顶，感觉自己又搞砸了一天。

早晨睡醒时，关键是不要再让自己重新入睡。人就算睡意蒙眬，如果听到巨大声响或者闻到强烈气味，也会瞬间清醒。不过，没有人喜欢听着吵人的闹铃开始一天的生活。我的方法是利用喜欢的事情设置一个"想象闹铃"。我很喜欢吃苹果,所以睡觉之前会细致地想象"明天早晨起床之后,踩着微凉的客厅地板,坐在长桌前,吃一个脆甜可口的苹果"。如果这种想象在心里留下深刻的印象,到了第二天早晨依然清楚地记得"吃苹果的场景",便会为了吃苹果而快速起床走向客厅。如果接下来可以自然而然地吃药、做体操或者吃早饭,这就是一个非常有用的模式。再者,如果前一天晚上特意准备好喜欢的水果、饮料等,第二天起床心情不错,自然就会养成睡前为第二天做准备的习惯。这样做就会把睡眠作为休息时间的首要之事。

然后是兴趣活动,尤其是在房间里就可以做的兴趣活动。在房间里可以做的事情很多。我会自己在家做陶器,不过技术不太好,勉强可以进行。最近,我的兴趣是磨刀,用上好的磨刀石、橡胶垫与磨刀石防滑垫,可以磨出非常锋利的刀刃。磨刀是一件鼓舞人心的事情。一阵声音过后,磨完的刀可以把蔬菜切得很细,有一种舒适的快感。心情不好的时候,我会把家里的刀全部拿出来,磨二十分钟。看着刀刃在磨刀石上逐渐变得锋利,会产生一种别样的愉悦。有了这些工具之后,我更加喜欢切菜了,然后做饭、吃饭,解决掉那些切好的蔬菜。

刚开始,做饭对我来说也就是自己做自己吃。现在,我还可以照顾家人们。尽量享受做饭的过程,几乎不放调味料,不过会从商店购买基本材料(食盐、酱油等)。很多患者曾说,做饭时心无杂念,择菜、洗碗等一气呵成,十分享受。我曾在垃圾场一般的房间生活了好几年,自从去年10月份躁狂期开始打扫屋子之后，养成了习惯，现在家务做得很不错。我会打开音乐，唱着歌，按照和室友商量好的分工与顺序，分别清扫每个区域。虽然还没有做到每天吸尘和拖地，但是对我来说也算不小的进步。

虽然在房间里可以做很多事情，不过房间并非永远具有无限可能性。因为房间与家首先是一个舒适、安静的场所。家无法成为永远追求新挑战的火箭发射场。所以，为了打发时间，为了不被时间推着走，我们必须出门。

如果你已经外出，那就送给辛苦的自己一个礼物作为奖励吧。精神病患者必须不断努力扩大自己的活动半径。患有精神病很容易被社会孤立，就算有经济问题也很难寻求帮助，社会地位也会降低，所以必须不断地动起来。

进行室外活动、拥有兴趣爱好，当然并不代表你可以立刻脱胎换骨成为一个外向的"正常"人。不过，我想给那些到户外开展兴趣活动的患者一些建议，希望能帮助你们减少犯错的次数。我认为，个人开展新的兴趣活动时，最重要的三个条件如下：第一，入门阶段的投资费用要适宜；第二，最好选择可以独立完成的项目；第三，这些活动最好在户外可以进行。

以上兴趣活动需要花钱准备物品，此外还有不花钱或者少花钱的项目，我们当然也要开拓。提到不花钱的兴趣，可能很多人会立刻回答说"散步"。散步不符合我的性格，不过显然通过散步扩大活动空间的患者不在少数。各位也可以体验一下公共体育中心开设的课程，还能申请钓鱼讲座之类的免费课程。此外，还可以去博物馆、科学馆、赛马场（入场费很便宜，可以观看赛马）、图书馆、美术馆等地方，可选项很多。不管怎样，核心是自己满意，可以定期前往，而且乐在其中。

"兴趣"不只是简单地代表着"做我喜欢的事情"。两者不乏相似之处，但是大框架并不相同。对于喜欢的事情，我们会沉浸其中，随时想尝试，还会设置定时闹铃防止遗忘，甚至对其上瘾。兴趣却不同，兴趣类似于通风换气，能提供一定的时间与机会宽慰在职场或者学校倍感压抑的自己，缓解身心压力。沉浸于喜欢的事情也会有所收获，但兴趣可以开拓我们的视野，扩展活动领域，犹如新鲜的空气与水源，给我们带来当下所需，防止我们重回过去。

我的所有兴趣在起步阶段基本需要三十万韩元左右。二手自行车、单反相机与镜头、双筒望远镜，这三样物品极大拓宽了我的生活半径。尤其自行车把我的运动半径扩大了三倍之多，就算晚上公交车停运，我也可以快速回家。我对单反相机很满意，抑郁期不想拍照时，朋友们可以随时用它给我拍照，为我留下很多记录。双筒望远镜可以用来看鸟，为了看鸟而冒险去遥远的地方过夜也很有趣。逐一收集这些物品，几年的时间就这样过去了。

精神病患者很容易跌进一些愿望的陷阱，比如"快点""逃离现在""什么都行""只要改变自己"。这些愿望很难一次性得到满足，有时甚至一个也不行。我们必须学会慎重等待，考虑做事的先后顺序。没有哪种兴趣百无一用。不论是什么事情，只要坚持做下去，你就能成为那个领域的高手。"全国医院观光""男装采购""跟随贝尔·格里尔斯去探险[1]""唱金属歌曲[2]"等，这些都是我多年以来的兴趣。兴趣会让你感到自由，意识不到时间的流逝。我们可以无拘无束地沉浸其中。

很多精神病患者会感觉自己总是在浪费时间，什么也不做，认为自己在这个世界上毫无用处。他们感觉时间像是监狱或者通向死亡的慢行列车，四周的墙壁逐渐向中心挤压，最终将他们压碎。所以，他们当然会渴望变化，寻找一段关系将自己带到新的地方。不过，众所周知，世界上不存在即刻解除所有痛苦的魔法药水。如果每次都重返起点，说明你需要改变方法。拓宽视野、防止重蹈覆辙的工具，就是兴趣。

许多患者想画画，却不知道应该怎么开始，找不到感觉。就算准备了工具，也不知道应该保持怎样的速度，一番手忙脚乱之后，气恼地把工具全部丢弃，或者直接堆在墙角。何止是画画呢？有的患者不仅买了各种美术用品，还买了乐器，或是参与以成人为对象的画室、运动、芭蕾、针织以及其他各种单日课程，活动项目数不胜数。问题是坚持，如果你无法坚持，只是一时兴起，很快就会不了了之。

想要体验兴趣活动的患者，往往难以忍受漫长的学习过程。和其他所有事情一样，兴趣活动也要经过辅导课程与入门阶段，

1　贝尔·格里尔斯：1974年出生于英国，探险家、主持人、作家、演讲家，曾在探索频道主持节目《荒野求生》。

2　金属歌曲：指重金属音乐，兴起于20世纪60年代末期的英国和美国，是摇滚乐的一个子流派，泛指所有具有金属音乐特点的音乐风格。

学过之后才能习得某种技能，沉浸于自己的手艺，乐在其中。所以，我们必须想方设法避免半途而废。没病的人只要愿意尝试，并享受每个阶段的成就感，即可向着目标前进，不会有太大问题；而重症患者看到眼前的障碍物，就会觉得自己徒劳无功，因而停下脚步。对于患者而言，对活动的渴望和想象，与实际活动一样令人疲惫不堪，所以必须注意区分想象与现实活动，切勿混为一谈。

2020 年初，全世界暴发新冠肺炎疫情，旅行受限。许多精神病患者的兴趣是旅行，迫切想要离开，却又无法逃离当前状态，内心极度受挫。我想离开时，一定会首先接受医生的建议。医生很少推荐患者外出旅行，尤其是出国旅行。躁狂患者可能会在旅行地惹事，抑郁症患者则会在旅途中精疲力尽，甚至一去无返。亲自去异国他乡感受陌生文化，其实和想象完全不同，因为新冠疫情的关系，可能现在也已经无法实现。不过，只要有无线网，生活在不同国家的人可以互相发信息，共享照片，还可以进行视频通话；即使身在异地也可以很方便地使用社交媒体，甚至比平时联系更加紧密。难以想象的同步性，使得传统意义上的"旅行"发生了很大改变。精神病患者无法绝对离开当前状态，你永远局限在你的身体、所处的环境以及你的精神之中，就算来一场异国旅行，说不定也会认为不如预期，得不到想要的刺激，只是白白浪费钱。

有的患者很羡慕我，在躁狂发作的状态下，顺理成章地找到了想做的事情。不过，躁狂期想做的事情和当时的兴趣，在躁狂期过去之后就会成为一堆废纸，或者对我造成其他刺激，带我去往奇怪的国度。从这一点来讲，根本不值得羡慕。

很多重度抑郁患者会认为未来的苦恼很抽象，过去的苦恼很具体，同时对现在的苦恼采取回避态度。他们的身体看上去有气无力，让人不禁怀疑他们最常用的身体部位可能是大脑吧？他们会感到苦恼，但那种苦恼不同于一般的苦恼。他们真的每时每刻都在胡思乱想。这种漫长的思维过程会对他们有所帮助吗？并不会。只有切断思想的锁链，他们才会动起来。他们的时间单调，且被切割成无数碎片，很难想象这种日复一日的生活有多么痛苦。

有的患者可能不知道自己想做什么，那我就再多说几句。兴趣是一种场景，我们要向着这种场景奔跑。单单在心里向往，是不可能到达的，必须采取实际行动才会实现。只要对兴趣也能感觉一丝满足，你就战胜了时间。因此，不要惧怕时间的流逝，而是要做时间的支配者。重新拿起小学以后没再摸过的竖笛、修好需要调音的钢琴、学打麻将或下围棋、在网上玩五子棋、学打架子鼓、唱歌、做木工、养花、画画、做饭……除了你喜欢的、擅长的事情，挑战那些全新的领域也完全无需害怕。不要担心孤军奋战，和你有相同兴趣的人总是会聚集在一起，像一群鸟儿一样，与你并肩起飞。

第十四章

如何处理财务问题

他很贫困。

从出生开始，不对，出生之前就很贫困。

有一天，他莫名感到不对劲，认为需要医疗干预，于是告诉妈妈："我好像得了抑郁症，应该去医院看看。"诊断结果是"重度抑郁发作，需要半年以上的治疗时间"。医生说需要综合心理测试，建议下次就诊时进行，还说测试费用为四五十万韩元。他知道，妈妈的手术费更加紧急。他没有再次就诊，抑郁逐渐加重，已经无法学习。

他复读了，在附近的读书室里学习。他经历了两次高考，得益于改革之后的国家奖学金制度，顺利进入大学。随后，他在学校附近找了一家每月35万韩元的考试院[1]，夏天没有空调，用了很

---

1   为备考生提供空间较小的单间，通常价格低廉但居住条件较差。

久的笔记本电脑发热报废了。

　　每月的生活费只有 30 万韩元，几乎什么都做不了。考试院提供免费的米饭和鸡蛋，所以他的一日三餐就是鸡蛋拌饭。考试院旁边是一条繁华的购物街，那里有许多服装店和鞋店。他每天在心里挑选想要购买的物品。

　　他恋爱了。恋人带他去了很多好地方，还请他吃饭，二人自然而然开始在恋人的住所同居。

　　他第一次见识到用金钱可以买到的广阔世界。他再也不需要每天吃三角饭团果腹了。他和恋人都是大学新生，但是恋人每个月有 150 万韩元的生活费，二人的生活简直是天壤之别。只要他想见面，恋人可以立刻打车过来；只要他愿意，恋人还会在周末预定附近最好的酒店客房。恋人也喜欢读书，但是买书的钱都会以"教育费"的名义由父母"报销"。如果有两件必需品，他会选择更便宜的那一件；恋人却觉得，"两件都买就可以"。他总是去二手书店找专业书，恋人却直接网购许多全新的教材快递到家。

　　恋人无所不有。笔记本电脑、平板电脑、手机，网罗了某知名品牌的所有电子产品，用高级音响听音乐。但是，他所拥有的最昂贵的物品是什么呢？是那台珍贵的平板电脑。那是父亲做家电产品维修时收到的赠品。

　　母亲表示无力继续为他支付房租，他便找了一家每月 30 万韩元的混合出租屋搬了进去。他认为，反正会住在恋人家里，随便租一个屋子就行了。

然而，快乐的生活总是非常短暂。恋人对他说："你要学会独立生活，而且我也需要个人空间。"既然如此，他只好回到自己的出租屋。三个月之前吃过的三角饭团难以下咽，房门也关不紧，非常寒冷。当时，他已经从原来的大学休学，正在复读。他通过了韩国艺术综合学校的第一轮考试，正在准备下一轮。如果最终合格，他就打算搬到学校附近。

出租屋的环境无情地打破了他的计划。隔壁房间的男人每天都会大喊大叫，重复一些奇怪的话。吵架的声音不绝于耳，木质建筑阴森黑暗，而且十分寒冷。还有奇怪的女人挨个房间窥探。再加上失恋的打击，这一切都对他的学习毫无帮助。他整日躲在房间里，有时还会缩进打包行李的箱子中。某一天，他出现了幻听，入学备考随之中断，在怪异的幻听与幻视中，他依稀感觉到自己的人生完蛋了。

他去了精神科。

又过了一段时间，母亲为他租了一个单间，条件是停药复学。押金500万韩元，月租30万韩元。母亲说："房子给你租好了，剩下的自己解决吧。"母亲的意思是，不会再给他生活费。每天早晨6点，他都要去便利店打工。好在第一学期成绩优秀，还成了候补击球员。然而，学期结束之后他虚脱了，体力严重下降，变得虚弱不堪，他知道这种生活维持不了几年。到了下个学期，幻听愈发严重，他只能再次去精神科，而且无法上学。只要病情略有好转，他就去便利店做全职赚生活费和房租。不知不觉，休学时间结束了。现在，只要走错一步，他就会被学校开除学籍，毕不了业。他感到十分不安。

休学的最后一个学期，他依然在全职打工。有一天，银行APP给他推送了一条"小额贷款"广告。他半信半疑地打开申请页面，输入了100万韩元以及电子证书的密码。审核很快通过，几分钟之后，他的账户多了100万韩元。

他感觉自己拥有了全世界。他去大学附属医院精神科就诊，开具了诊断书与病情鉴定报告，延长了休学时间。包括检查费在内，一共花费60万韩元。

"天呐！我还有40万韩元！"他快速走进以前只能在门口张望的服装店，立刻结账购买了人生中的第一件毛呢大衣。现在，就算在寒冷的冬季外出也不会瑟瑟发抖了。他还买了保暖内衣、高筒袜，随后立刻去附近的洗手间换上了。"我还需要什么东西呢？"他坐在摆放着咖啡和蛋糕的靠窗座位，看着窗外，陷入了沉思。

买了之前没有的物品，缴纳了各种拖延的费用，40万韩元很快花完了。短暂的苦恼之后，他又打开其他银行APP，借了200万韩元。从那天开始，他每天都像鸟一样早起，换上新买的衣服，去便利店打工之前先去那家咖啡店，坐在同样的座位，思索着买哪块蛋糕吃，以及今天去哪里再买点什么东西。大手大脚地花钱之后，再去便利店打工，丝毫不觉得辛苦。他十分和蔼地迎接客人，感觉自己像是一个穿着乞丐衣服的王子。

他认为，只要有钱，就能解决自己之前的所有欠缺与不足。他想买大约100万韩元的电子书，可是阅读电子书需要一个阅读器，还得配一个保护壳，然后再买一个可以随身携带的黑色皮包。就这样，他的脑海中不断浮现出想买的东西。他所经历的贫困何止是一个大洞，简直像是四面八方连接不断的兔子洞。

他的眼里只有钱，每次都能敏锐地发现新洞窟，于是拿着卡到处逛街。他去购物街买了一堆昂贵的衣服，而且都是全额支付。店员以为他是外国人，示意他去退税。他认为某些衣服只是"基本款"，价格却足有40万韩元。这种奢侈消费连续不断，他逐渐变得不安，却不是因为花的都是借来的钱，而是担心周围的人看穿这一切。大家都知道他一直很贫困，所以他和好朋友撒谎说自己中了彩票三等奖，还买了昂贵的香水送给朋友。不论朋友是否相信他的话，那时的他（自认为）显然是一个出手大方的慈善家。他的支付能力无限，很久之后还自称"曾经给了路边乞讨的老奶奶两万韩元"。他如此挥霍的底盘是自己的生命，等手里的钱全部花光（不论是为了自己，还是为了他人），就打算结束生命。已经足够幸福过，拥有了想拥有的一切，现在没有任何怨恨，只要去死就可以了。他认为自己的这个结论非常正确。

他无法支付像雪球一样越滚越大的滞纳金，总是躲在家里。不管外面敲门的是快递、房东还是传教士，只要听到脚步声和叫门声，他就会出现神经衰弱。还有几次，都是作为邻居的我替他应答道："他出去上班了。""他不在家。"不过，这种做法也是徒劳。某一天，他说已经和房东谈好了推迟支付房租，其他事情应该也能解决，所以要亲自出去和催债的人谈一谈。过了许久，他依然没有回来。催债人没有上门，所以我不能报警，他手里又没有钱，于是我赶紧联系了他的弟弟，对方却说让我看着办，随后挂断了电话。他当时正在考虑自杀，却似乎找不到自杀的理由。他睡了很久，生活极其不规律，时不时谈起自己的思维障碍。我带他去了精神科。他无法正确理解债务，只是对不断催债感到恐惧。他带回来很多种抗抑郁药，这些药物却无法改变他的贫困，他仍睡不着觉。因为到了第二天，债主依然会找上门来。

由于疾病发作，他再也找不到工作。他重度抑郁，同时伴有失眠、惊厥等症状。他还是大学在读生，无法应聘面向毕业生的工作岗位。他抑郁已久，功能减退、缺乏活力、感情迟钝。药物已经无法控制他现在的状态，很难继续进行药物治疗。他说自己会在一年中的特定时期发病，而发病期即将到来。母亲切断了所有经济支持，所以他没有任何可以求助的家人。如果有租借合同，或许可以申请住宅福祉资助，但他的出租屋没有签约。申请生活补助也需要家人的同意并且开启账户，这些他都没有。

最终，他回到老家闹腾了一番。他翻找了家里的抽屉，看到了一个厚厚的钱包，里面有几张一百美元和十几张五万韩元的纸币。他的房租已经拖了两个多月，看到这些钱，他笑了起来。他做了一份收入微薄的临时工作，但也只做了三个月就逃了出来，再次失去生活费来源。

现在，各种颜色的催债信塞满了信箱。"哼，又是某某信用信息。"他拿着那些信件，分析着债主为了给债务人施加精神压力而添加的设计元素，走上台阶，打开门，把信件丢进垃圾桶。如果有人敲门，他会保持安静，因为门外的人不可能整天都在。他的所有银行卡都已停用，贫困把他推向绝境，他也对此见怪不怪。不幸、贫困、债务，这一切他都已经熟悉，毫无感觉。

◎ ◎ ◎

　　不要认为精神病会公平对待每一个人。贫困是疾病渗透的薄弱环节之一。

　　如果观察那些长期贫困的人，就会发现他们缩手缩脚，十分被动。他们永远会先假设最差的状况，等到最差的状况来临时，便会感到心安。他们不会力争最佳，并享受成就感。他们感到绝望，不是因为当前身处绝境，而是因为他们确定，不论赚钱还是借钱，生活都不会有任何起色。他们面临这种站在悬崖边的贫困，自然容易患上思维障碍等精神病。

　　底层人的抑郁症并不明显。因为对他们来说，不足、不安、绝望，都是人生的必然。欲望也好，理想也罢，这一切都非常遥远，所以他们要么对此毫无反应，要么对经常提起这类内容的人心生反感。他们的状态看起来与抑郁症的病态非常相似。他们随时遭受贫困的折磨，精神病发作时极易恶化。如果疾病是火种，贫困就是生火的扇子。

对贫困的精神病患者的几点提示

- 不论是欠费还是滞纳，如果手里没有钱却被催债，患者很容易感到恐慌。不过，债务人也拥有自己的权利。大家可以记住应对非法催债的方法。不妨阅读一下金融监督院、民众金融振兴院主页的金融相关内容，通过阅读催债原则等资料可以了解自己的债务状况。"如果明天被扣押怎么办？""如果账户突然停用了怎么办？"如果熟悉了信件中的大部分催债用语，就不会感到如此恐惧了。

- 了解一下自己是否属于金融弱势群体。相关部门有很多资助政策、教育课程，甚至还有金融产品。

- 很多人会认为自己没有钱，无法立刻请律师，于是提前放弃。其实，破产、信用恢复、债务处理等，都可以咨询民众金融振兴院，寻求帮助。

- 街边发放的贷款广告传单上的电话号码，或者"无需任何审查、当天即可贷款"之类的说法，以及只需一个手机号码即可借钱的广告，尤其是使用"长期"等夸张词语的项目，都千万不要尝试。

- 很多人做兼职或者其他有偿工作时，可能会觉得很难向雇主开口要求签订劳动合同。但如果你不是合法劳动者，可能会遭受不少损失。比如申请青年劳动者福祉项目、银行贷款等，都可能需要提交劳动合同证明。如果雇主拒绝签订劳动合同，大概也就可以猜到相关工作单位存在问题了。

- 了解各种政府福利。查找自己的所属类别，即可大致确定可以申请哪种资助。

- 去附近的居民中心申请资助。工作人员听了你的事由，会向你说明各种政策，以及你是否符合申请标准、如何申请等。

居住空间狭小，生活环境恶劣，这些环境因素会不断带来消极影响。就算房间狭窄——不对，越是狭窄的房间，越是需要每天打扫，才不会影响心情。不过，精神病患者很难做到每天打扫房间。虽然看到乱七八糟的房间很想全部炸掉，但是先试着扔掉眼里看到的、手里抓着的废纸，然后叠一件衣服吧。周围环境是一个非常重要的因素，就算空间狭窄、条件恶劣，只要可以管理这个空间，保持整洁，并享受这种成就感，就会有所收获。因此，无精打采的你，不妨就从这里开始改变吧。如果实在无法忍受自己家的"垃圾场"，而且无从下手，那就请求他人的帮助。你可以叫清扫服务。清洁公司打扫三小时的费用一般是三万到五万韩元，你可以向周围的人借钱或者自己攒钱支付这笔费用。不必见面即可享受服务，很适合对环境感到极度绝望的患者。

难以保障治安、人身安全、私人空间等，是贫困居住环境中的常见问题。想要改善这些问题，可以寻找安全的回家路径、提前模拟遇到危险时的应对措施等，但是这些方法都不能彻底改变所有状况。只要居住在这种地方，就会不断产生精神压力，刺激病情。而为了减轻这些压力带来的影响，还需要花费金钱，可谓得不偿失。

贫困患者很少有安定的居所，经常搬家。然而，他们的空间移动大多不是上行，而是停留在类似的水平，甚至是下行。为了适应新环境，又要经历很多困难。频繁搬家的心理、物质代价，让贫困的患者们越来越萎靡。

精神病很容易引发（对酒精、尼古丁、咖啡因、游戏、药物或行为）上瘾的症状，贫困则会使之加重。对烟、酒、咖啡、游戏、智能手机等上瘾的患者，宁愿缩减其他支出，也不会因为贫困而中断这些行为。他们理所当然地认为上瘾行为的费用只是"基本支出"，合计下来才发现金额远超想象。然而，他们依然认为这些上瘾行为值得。他们长期孤独而压抑，上瘾行为可以让他们"喘口气"，是他们的优先选择，饮食或者就诊费用则是其次，甚至根本不在考虑范围之内。我曾经认识一位患者，没钱，只能窝在家里，两天两夜不吃不喝。但是，他只要没烟抽，就会立刻出门去小巷中捡别人丢掉的烟蒂解瘾。

贫困的患者看起来情绪单调，基本整日躺在家里，看视频或者上网。他躺着喝水、吃饭，去完洗手间又立刻回来躺下，绝望包裹着他。他没有想做的事情，不愿考虑未来，讨厌面对现在，不，讨厌面对一切。如此一来，精神病愈发加重。

贫困纠缠着你，告诉你没钱所以不能吃饭（如果患有进食障碍，则这种情况愈发严重），不能去任何需要花钱的地方，尤其会经常鼓动你"这笔钱用在其他地方比去医院看病更值得"。如果你刚好感觉精神科治疗的效果不怎么明显，则会加快断药和中止治疗的行为。不过，服药是守护我们精神的碉堡，一旦坍塌，会需要很长的时间进行修缮重建。

长期贫困的精神病患者，会感觉疾病渗透到了自己的生活习惯、思考方式乃至全部生活。在贫困状态下，可选项必然大幅减少，而且不具备缓冲安全装置。生存是首要问题，不断面临生死选择的贫困患者必然会冒出极端思维："必须这样做，这次不行就完了。"他们感到极大的压迫，喘不过气。

擅长回避与放弃是他们的优点，同时也是缺点。如果作为优点使用，可以快速保护自己，切断问题根源，不浪费不必要的能量，避免新的压力。就算可能一无所得，至少也不会失去什么。但是，为了保护自己而持续切断外部关系的做法，最终只会让自己陷入孤立无援的状态。

在孤立状态下，患者更加难以照顾自己。疾病会破坏生活习惯，甚至会导致患者无法外出。衣食住行完全一塌糊涂的状态下，周围的小小帮助只是向着已经枯死的花草喷水罢了。患者需要更加现实的处方。比起请他们吃饭、带他们去医院接受药物治疗，或许让他们住院更有利于一次性解决问题。朋友、恋人、家人等直接带患者去住院，改变周围环境，比帮他做其他事情更有效。尽管如此，患者也依然很难住院。因为偏见吗？不是。因为需要排队等候？也不是。问题在于费用。患者通常付不起住院费。如果你的情况很严重，需要住院，同时经济方面又很拮据，我建议你不要放弃，而是和精神科医生商量一下住院费用和住院时间。一位正在打听住院的朋友和医生商量了一下，医生告诉他住一个月会很实惠，所以他考虑去住院。考虑住院，就相当于有了新的选择。虽然是个极端的选择，但也不失为一个新的机会，能让患者感受到极大的心理安慰。

大多数患者初次发作时需要去精神科就诊，但二十多岁时基本没什么钱，可能会担心医药费。千万不要有这种顾虑，一定要尽早接受治疗，精神科治疗费用已经比之前降低了不少。可以先去附近的小诊所接受诊疗，并使用健康保险。根据2020年的标准，诊疗费为七千到一万韩元，两周的药物费用大概为一万韩元（不包含在保险中的药物更贵，可以和医生商量，选择较为便宜的替代药物）。两周去一次医院，一个月的诊疗费也只有五万韩元左右。不过，初次诊疗的费用可能会稍高一些。

医生都会建议患者尽量不要断药，但如果患者因为没钱而不去医院，通常就会断药。有的患者可能会认为，反正药量很少，不吃也没事。事实是，如果你反复断药，药量会在几年之内翻倍。简言之，断药会导致病情加重，再次去医院就诊时，必须服用翻倍的药量才能达到相同的疗效。所以，就算对药效心生疑虑，也要在早期，趁病情相对稳定时守住这条防线，按时服药。因为在这一生中，可以防止精神病加重的时期并不多，需要好好把握。

据调查，患者在十五六岁至二十多岁的时期，病情特别容易加重。如果你在发作之后确诊，马上开始药物治疗或者心理治疗，这算是一件幸事。就算没有得到治疗，也不要感到绝望。重要的一点是，人生的关键时期（入学、毕业、辞职、离别、结婚等大事）所引发的压力，可能引发前所未有的严重发作。疾病像暴风一样呼啸而来，患者会十分慌张，不知所措。手里没有钱、没有药，而且无处求助，生存都可能是问题。因此，平时要与医生或者可以提供帮助的人保持联络，以备不时之需。

贫困与抑郁的相关性简单易懂，我们似乎很容易想象二者的相似属性。患者努力重回正常生活，却因为不断复发的严重抑郁症而产生大笔费用。抑郁症患者大多难以活动，沉浸在自己的世界中，感觉费劲外出只会得不偿失，很容易死心。其他精神病患者也一样，伴随着贫困问题时很容易加重。例如，贫困与躁狂结合，可能让患者瞬间负债累累，引发偷盗或者侵吞他人财产行为的概率很高，还会减轻对犯罪行为的愧疚感。此外，贫困还很容易促使患者去赌场或者购买体彩、参与网络赌博等。贫困与精神病的结合也很常见。如果无法理解自己的贫困与疾病之间的联系，那么贫困就会像一张无形的大网，将你的精神拖向深海。

长期贫困之人很难拥有理财意识，这就好比从未做过饭的人不懂如何准备一顿晚餐。因此，理财意识就像病识感一样，是我们在这个社会生存的必备条件。

你必须了解自己现在所处的环境，存在什么欠缺，哪些可以用金钱解决，哪些需要他人的帮助，哪些永远无法靠自己的双手解决。例如，居住费用永远是折磨我们的一大问题。为了减少这笔费用，我们可以寻找合租室友或者搬去共享住宅。这些还好说。不过，你是否可以与他人长期共处呢？试过才会知道。当然了，随着年龄的增长，你会逐渐变得老练，可以通过这种方法救急。如果可以与他人同住，你的可用金额就会相对增多。前面已经谈过这个问题，如果卫生问题严重，而且所有成员都不具备处理能力，交给清洁公司是最快捷、最合理的办法。两三个人聚集在共享住宅里，打扫八个小时，关系会变得更好吗？恐怕会吵起来，或者有人中途摔门而去吧？这种情况下（一般除了床之外的所有空间都很脏，甚至患者会在床上吃饭），精神病患者迫切需要的不是一起反省过错，而是避免彼此产生矛盾，快速清理出一个干净的环境，并适应这个新环境。

只有保证稳定的居住环境，才有利于控制疾病。

最后，你必须具备的条件是治疗费。我曾经在某家医院里看到过如下场景：两位看起来十几岁的患者一边计算着治疗费，一边拜托护士不要留下记录。护士回答说："这样做的话，医疗费会贵很多，没关系吗？"我想再强调一遍，任何人都无法浏览医疗记录，这里的"任何人"包括大学和公司。当然了，如果申请病假或者相关休学，需要填写事由书，并提交由医院开具的证明文件，这种情况则例外。假如你不想公开患有精神病的事实，就和医生商量一下吧。

如果病情加重，治疗费用会更高。如果患者拥有自杀念头或者自残倾向等，还需要密切考察患者的状态，医生可能会要求患者每隔两三天去一次医院复诊一次。

贫困会掌控你的生活。你非但无法逃脱，还可能会发现贫困更加快速地朝你冲过来。我们必须避开贫困以及随之而来的那些问题。稳定的住所、清洁的环境、持续的药物治疗，这三个要素彼此紧密相关。依靠一个人的力量可能很难同时实现这三个方面，不过，这三方面的基础越是巩固，你就越能在贫困的泥潭中坚持下去。放慢脚步，循序渐进吧。精神病患者如同黑夜里在无边无际的沙漠中跋涉，只有耐心地一步步走下去，才能度过漫漫长夜。

第十五章

如何适应学校与职场生活

精神病患者最危险的情况就是没有"归属感"。这里所说的"归属"，可以是学校或者职场，也可以是归属于某个地区或者某个群体。

归属就像是一个安全装置，有助于患者对抗精神病的无情重击。当然，有的人没有固定的归属，也可能有人根本没有所属。但对精神病患者来说，无所属的时期越长，越容易变得混乱无序，这点请大家牢记。我们当然可以通过兴趣爱好、人际关系等宽松的所属保持稳定，但社会总会要求我们在现实中有所归属。

如果你是学生，你并非必须成为数百名学生中的第一名。你只要达到毕业要求，做好"学生"身份的收尾工作即可。

脱离校园的青少年很难构建自己的归属。如果同时患有精神病，则不稳定性加倍。因此，必须对各种形态的目标、生活习惯、模式、行动范围等进行分类，比如已经熟悉的、正在熟悉的新尝试、新挑战等。这些琐碎的细节聚集在一起，就会减缓患者与疾病携手前行的脚步。

精神病患者在学校或职场听到的言论大致相似。他们经历的待遇顺序也差不多。一开始会表现出足够学习或工作的能力并得到认可，却反复出现缺勤、迟到等问题，被评价为"情绪起伏很大""不够诚实"等。当事人听到这些评价之后内心感到不安，压力阈值降低，言行举止难掩内心的痛苦，只能逃学或者辞职。

2011年开始，我和精神病展开了高强度的斗争，结果每次都是重蹈覆辙。在此列举如下：

* 出勤困难；

* 认为自己只要心情／状态变好，就能交作业；

* 如果不能保证完美，就会直接放弃；

* 独自听课，无法共享信息；

* 害怕与教授面谈；

* 只去上自己感觉轻松的课程；

* 没有休息时间；

* 恐慌；

* 难以应对产生心理创伤的场所与时期；

* 经常不按时交作业。

患上精神病，出勤会最先受影响。由于抑郁症加重，加之进食障碍、自我厌恶、烦躁等症状，患者无法进入人来人往的校园公共空间。在新学期报到时，信心十足地下定决心每天去学校，这并没有什么用处。反倒是假定最差的情况，以自己无法控制疾病、疾病会恶化为前提进行时间规划，更有利于学业。为了保证出勤率，我们必须按时起床，坐在教室里，等待教授点名。这个过程越散漫，你越有可能搞不好出勤。从早晨起床到坐在教室里，你必须熟悉这个过程，做到流水一样一气呵成。这和抑郁期的生活计划一样。起床—吃药—去洗手间—洗漱—穿衣服—出门—坐车—走路—到达学校—进入教室，你应该创建这个长长的计划表并严格执行。这个过程只要反复一两个月，身体就会习惯这一切，逐渐变得舒适。在校园空间里，每个人有自己喜欢和讨厌的路线。你完全可以选择一条无人的线路，顺利到达教室。

出勤是学分判定的重要因素。大多数学生其实很少缺勤，而出勤通常在学期总分中占比 10%~40%，所以患者很容易因为这部分和其他同学拉开成绩差距。除了学分，我们必须按时出勤，还有其他方面的缘由：我们难以保证出勤是因为生病导致自控力不足，其他人却可能认为我们懒惰或者厌学。

综上所述，你必须在学期初的第一周申请和教授面谈，向教授坦白"我有精神病""很难保证出勤"，同时和教授协商可能出现的问题（课堂发言恐慌、无法到校）、如何应对以及交作业的方式等。我所在的学校曾有一位学生患有自闭症，如果教室门关着，他就无法自己开门（他可能因为各种原因认为"门关着就不该进去"），所以不能去上课。教授看到他经常缺勤，于是找他面谈，得知这个事实之后，每次都会开着门上课。

其实，很多老师并不知道如何对待生病的学生。有的老师会认为精神病是一种"怪病"，指责学生怎么连出勤这样的小事都难以保证。他人很难理解疾病的症状，所以才会出现这样的事情。如果直接告诉对方你的感受，比如"睡觉会惊醒""看到镜子就会无法外出""想死"等，对方可能并不理解。不过，上了年纪的教授大多数有过生病的经历，或者见过生病的患者（比如癌症之类），所以可以理解疾病的自发性与突发性，即突然生病而毁掉整个人生，或者努力与疾病做斗争等情况。当然了，你不能像和心理咨询师交谈那样对教授说话。与教授交谈，不是为了获得理解与共情，而是为了传达你的特殊情况与认真态度，并寻求谅解。你必须慎重一点，提前准备好想要传达的内容，然后再和教授约时间。

你可以参考以下内容进行陈述：1.患有精神病的事实，以及治疗计划、治疗状况；2.最担心的部分（出勤、小组作业等）能否以其他形式完成。如果你的状态突然变差，无法继续上学，千万不要一声不吭地离开。虽然这很难做到，但是至少可以给教授发一封电子邮件，告诉对方你的休学原因或者其他状况。你当时可能会觉得丢脸且绝望，但是比起那些不打招呼便销声匿迹的学生，教授可能会记住你，并为你感到担忧，以后再次见面时也会酌情考虑你的难处。

提前给教授发邮件预约面谈时间，然后像见医生之前那样，提前准备好自己想要向教授传达的内容。有的教授喜欢提问出勤不好和不交作业的学生。如果被叫到，不要害怕，也不要默不作声，一定要主动向教授申请面谈。这种教授一般对学生很感兴趣，所以不必担心，只要向教授好好解释即可。

追求"完美"是精神病患者的常见失误。他们以自己可以完美地做好所有事情为前提，潜意识中要求自己做得更好，实际则超出了自己的能力范围。我们会在新学期购买各种文具以及电子产品等，为学习花费不少金钱。此外，还会制订学习计划，不是以小时而是以分钟为单位，力求节省时间。我们的字典里没有"硬撑"二字，从来不会觉得辛苦。只不过，这种生活非胜即败，没有其他选择。以"分钟"为单位的计划，如果进展顺利，一天很快就会过去。然而，生活处处存在变数，计划很容易像沙堡一样塌方。等到计划倒塌时，精神病患者就会一起倒下，再也站不起来。哪怕只有一个计划出了问题，患者也会觉得所有计划，乃至整个人生尽毁，想要自杀或者消失断联。脚踏实地、按部就班固然重要，有时却必须跳跃或者借助桥梁才能到达目的地。但是，精神病患者只想走有把握的路。就算是极小的问题，也会解读为危险或者不祥之兆，毫无应对之法，哀叹"我真无能，死了算了"。因此，他们很容易放弃、逃避，躲起来切断一切联络。

就算不是完美主义者，很多患者也会因为没有做好一个注释而不交作业，或因为担心出勤问题导致分数不良而放弃整个学期，不再去学校。患者们如果没有达到预设的期待值，就会放弃、逃避，"不够完美，没有达到我的标准，所以没有向他人展示的价值"。问题是，这种想法会产生一种悲壮感。精神病患者必须远离这种"悲壮"，如果不允许自己出现任何误差，很快就会崩溃。

有的患者在学校没有朋友或者熟人，但听课时需要基本的信息共享，以了解突然停课或者考试时间变动等情况。因此，你需要几个保持联络的同学，尽管对方不一定了解你的疾病。长期过着孤立的校园生活的患者最应该警惕的一点是：不是人类太无聊，而是你已经熟悉了孤立于社会的生活方式。

我还有一个错觉，那就是过分相信自己。这方面，我的症状尤其严重。如果躁狂发作，我就会毫不怀疑地相信自己可以奇迹般地完成当前的所有作业。但是，我所谓的"状态不错"是指已经"发疯"的状态，在那种状态下写下的作业简直一塌糊涂。尽管如此，我依然会认为那是"名作"，然后在下次上课时间被当堂批评。

有时我会感觉在抑郁症好转的状态下，阅读和写作水平都很不错，为什么偏偏现在抑郁发作，什么也做不了呢？我对抑郁症赋予的洞察力很满意，却不满其执行力为零。过于焦躁不安的时候，会无法写作。有时还会认为自己在躁狂状态下心情不错，阅读顺畅，解析也很新颖，于是等待着那个状态到来。这让我变得依赖、喜爱疾病，成了疾病的温柔恋人，与其携手迈入疾病的国度。

大学生活自由度很高，自然会借助疾病的苗头，经常想要做点什么。不过，如果只做让自己心情好的事情、看似有趣的事情、感兴趣的事情以及其他想做的事情，你很快就会明白，通过这些事情成长起来的不是自己，而是疾病。

病态的另一个特征是没有休息时间。就算休息，也会对此感到愧疚和羞耻，这就是生病的证据。精神病患者总想把自己逼向绝境，他们像冷血精神变态者[1]一样，对这种自我驱赶的行为毫无感觉。其实，适当的休息与睡眠，是人类的必需行为。患者心情好、情绪高涨，或者遇到好事时，就会全身心投入，绝对不会储存体力应对其他作业或者业务。他们十分卖力，似乎只为了眼前的事情而不惜缩短寿命。在学期开始之前，患者们一定要分析并安排"无需刻意努力也能做好的事情"与"需要多加努力的事情"。如果无法保证休息，最好把所有的作业或者课题任务安排在学期初。因为到了后半学期，通常会出现体力与精神衰减，遇到问题、失败或者矛盾而抑郁，导致无法发挥出自己的正常水平，难以完成作业。如果是春季学期，大量的作业、考试、报告书等基本会堆积在 6 月份左右，很容易让人力不从心；如果是秋季学期，这种情况多出现在 12 月份。

对精神病患者而言，公共场所是一个致命空间。惊恐障碍严重的患者，乘坐公共交通工具去学校或者经过人多的马路会产生很大的心理压力。而且，如果在学校的某些地方发生过某些事件，哪怕是从附近经过，也可能会感到非常痛苦，比如精神病发

1　精神变态者：主要指在社会行为层面出现显著异常的精神病人，例如反社会、犯罪、侵犯者等。

作或课堂发言时晕倒的教室、人际关系出问题的地点、性暴力场所等。我曾经在课堂发言时惊恐发作被拉到急诊，所以对那个教室所在的建筑产生了心理创伤，复学之后也无法去那个教室听课。如此一来，可去的范围也会越来越小。患者变得讨厌外出，躲避他人，在学校里就像一头濒死的大象，只在无人的角落徘徊。

面对心理创伤场所的处理方法是，构筑一个小空间，保证自己在"那个地方"的安全。如果那里是教室，每次坐在同一个地方，把自己喜欢的文具等物品摆放在课桌上，熟悉窗外的风景也很不错。去教室所在的建筑物总是走同一条路，并且对那条路感到舒适，也非常重要。这样做，就会构建出固定的模式。等到稍微熟悉之后，确定时间安排也会有所帮助。

如果只是害怕外出，可以从熟悉自己的床、房间、家开始。熟悉自己的床，可以让患者拥有足够的休息、睡眠与空闲时间。像这样，由小空间开始，逐渐延伸安全的范围。惊恐障碍患者不是感觉自己不安全时才会恐慌，而是害怕去任何地方。哪怕在熟悉的地方，面对每天使用的设施，也会感到濒死般的呼吸急促，头晕目眩。感到安全并不能预防恐慌。如果你的惊恐障碍很严重，就要带好常备药，在公共交通工具上一定要坐着（使用老弱病残孕专座）。使用切断感觉的工具（头戴式降噪耳机）或者可以遮住光线与眼睛的帽子等，也会有所帮助。不过，惊恐发作通常源于压力。如果想除根，就必须直面自己所存在的问题。

精神病令人厌烦的症状之一是难以开始行动。起床很难，去学校很难，按时出门很难，按时交作业很难。患者未来的成绩单可谓是 C 或者 C+ 的世界。我的建议是，即便如此，还是要尽量取得毕业证书。因为对于患者来说，结束比开始更难。

不论大学时期如何度过，大学生都可以在相对安稳的环境中持续生活，完成学业。现在，你必须自己做好准备，告别大学生活，步入社会。就算没有如此重要，在自己的叙事中，也应该把毕业理解为一个阶段的结束，画下句点。对于精神病患者而言，修完大学课程是足够努力的证明，也是一种成果的体现，你必须承认这一点。如果大学时期确诊精神病，建议想办法尽早毕业。

精神病初次发作之后，有一些想法非常危险，千万不要尝试。比如："从现在开始我只听假期课程，平时做兼职慢慢攒钱，去医院接受治疗之后，下学期就会好得多，可以恢复到以前的状态。""等到病情好转，我就复学。"

再比如，和其他同学竞争，想要取得更高的分数；认为自己的能力依然像发病之前一样，于是表现出完美主义或者强迫症；交作业或者课堂发言时，只要有一两处不满意，就非常伤心，不断填写休学申请书；认为没有达到理想的结果，疾病更加恶化。出现这种结果时，还有的患者会去打听其他的大学。但如果中途退学，可能会步入一条更艰难的路。还有患者千方百计做"想做的事情"，最终重返大学，却又再次退学，如此反反复复。这样的案例不在少数。也许有人会认为"毕业算什么大事"，但是对于精神病患者而言，毕业确实是一件大事。因为毕业之后，我们就无法回到以前的归属，不能再次做大学生。必须为此背水一战。如果患者采取回避、防御对策，毕业必然极具挑战性。

167

◎ ◎ ◎

　　精神病患者的学校生活很难，就业准备更难。找到工作之前是自由人，没有归属的不稳定状态与精神病结合起来，会产生很严重的消极效果。患有精神病的待业人员很容易染上酒瘾，滥用、误用药物，与社会断绝联系，把自己孤立起来。因此，进入无归属的状态之前，即毕业之前，如果条件允许，应当尽量提前确定就业单位。

　　精神病患者可能会认为自己"怎么可能"找到工作，但是找工作并没有想象中的那么难。问题是，患者会产生茫然和恐惧感。"我不可能适应社会。""社会上不会有单位要我。"这样的想法越多，就越会坚信自己没有任何机会。你要明白，"职业"由"职""业"二字构成，"职"是一种劳动谋生手段，"业"是人生中背负的责任。如果你的疾病是"业"，必然需要作为谋生手段的"职"与之匹配，维持平衡。所以，求职时不必过于进行良心审判，也不必苦苦选择。哪怕工作单位不怎么好，只要能找到，就已经足够。因此，不论你对找工作存在怎样的恐惧，不论出于什么理由，你都必须将其抛之脑后，才能开始找工作。

　　成为上班族之后，从未承受过的重压就会扑面而来。以下是我在工作单位未公开精神病时所积累的经验与被裁员时的领悟：

　　把第一个月当作适应时间。不论公司在什么位置，你必须开拓一条新路线，调整起床与就寝时间，了解哪段时间来往的人最多，公共交通是否有空座等。在公司里会有自己的工位，你可以稍微装饰一下四周，不过我建议不要花太多钱。第一个月，只要做好以下两点即可：早点上班、勤打招呼。第一次上班，或者时隔许久再次上班，精神病患者对于自己能够（再次）成为社会中的一员而感到兴奋，工作一两天之后便会感觉自己了解了所在单位的所有组织关系、人物性格、社会地位等。这可能是事实。问题是，你在这种兴奋状态下可能想要控制他人，或者表现自己，或者带着另一个自己上班。现在还不是在脑海里像这样加快进度的时候。对于职场，应该像寿命三百年的乌龟一样，慢慢适应。希望你可以明白这一点，不要操之过急。

不要搬家。有了工作单位，自然就会有人提议搬到附近居住。患者自己也会苦恼，如果距离工作单位比较近，可以减少上下班时间，十分方便。但是，我们精神病患者必须对住处问题十分谨慎，谨慎再谨慎。你才上班一周，突然搬家肯定会非常后悔。如果想搬家，至少应该提前三个月到半年开始规划。搬家并不一定是一件快乐的事情。准备押金、月租，还要和中介、房东签约，收拾行李、适应新房间等，这些事情需要花费不少力气，绝非小事。所以，就算搬到一个不错的房子里，各方面都很顺利，也会产生不少压力。而且如果在工作单位附近找了房子，等到后来出现心理创伤时，便很难在附近活动，甚至无法外出。有位年纪稍长的前辈告诉我，他的父亲曾经告诉他，不论是学校还是职场，距离住处驾车大概二十分钟的路程比较好。二十分钟的车程，可以凝思，可以观赏窗外的风景，偶尔还可以步行（大概需要一个小时)。此处的宗旨是,必须留有足够的距离整理思绪,生活和工作才会有所区分。

精神病患者必须警惕频繁的变化。参加工作已经是一个巨大的改变,其他事情(空间、行为模式等)刻意保持稳定,几乎没有什么变动,才能更好地担当起后援的角色。如果迫不得已必须搬家,不如快速处理,这样可以缓解一定的压力。搬家、收拾行李、布置房间,尽量在短时间内快速结束。

购买床上用品。上班族最需要的是睡眠,精神病患者最需要的则是优质睡眠。所以,对于患有精神病的上班族而言,床上用品可谓非常重要。不要只在地板上铺一个床垫,而是要攒点钱购买床架,并搭配自己喜欢的床上用品。这些东西都会影响你的睡眠,有助于你在晚上"很想睡觉"。这并不是让你一次性花大价钱买齐所有用品,只要慢慢改变就可以了。如果现在手头比较紧,可以先换个枕头,下次再换枕套。在床上度过的睡眠与休息时间,会为第二天储备能量,愉快的睡眠也可以阻止疾病进一步发展。如果你经常做梦,甚至全是噩梦,或者患有不安腿综合征、睡眠呼吸暂停综合征等,则更加需要舒适的床上用品。到了新环境,比起寻找周围的美食店,应该首先创造安心、舒适的小环境,保证高质量的睡眠。

放弃工作与休闲生活兼得的想法。至少在一年以内,职场生活与个人休闲生活很难并行,你必须了解这一点。你需要为工作付出很多时间,不论工作多么无聊,你都必须在公司消耗自己的时间。精神病患者很容易忽略照顾自己,所以有的患者会利用周末时间享受休闲生活（购物、去咖啡馆等）。就算休闲生活可以让你感到满足，这种满足也不会补充你的体力。周末疯玩的后果是，从周一开始便体力消耗殆尽。至少在前三个月，工作之外的时间必须集中于照顾自己吃饭、睡觉。你可能会对这种时间安排感到委屈。你想去咖啡馆写作，想去逛街，只有这样才能感觉到生活的价值——如果心存这种想法，你会感到更加委屈。但是，说真的，职场生活初期如果像这样消耗时间，以后只会带来疲劳与体力衰减。

即使付费，也要处理家务劳动。 就算只往来于住处与工作单位，我们的住处也会逐渐变得凌乱不堪。不过，我们显然没有时间和余力做家务劳动。这种情况下，哪怕叫清扫服务也必须解决。在工作单位累死累活，回来还要面对乱糟糟的房间，任何人都会感到生气。有句话说："在奥斯维辛，放弃洗漱的人最先死去。"我们的住处便是我们的心态写照。在干净整洁的环境中休息与在垃圾堆里休息，存在本质的不同。吃外卖、苍蝇乱飞、厕所手纸满地，在这种地方生活，难以保证第二天的体力。

上班越早越好。 职场生活初期，我建议比上班时间早到三十分钟。这并不是让你在公司好好表现，而是因为公共交通不会那么拥挤，有助于保持好心情。

不要幻想努力就有回报。 大多数精神病患者认为，自己为公司付出了时间、努力等，应当劳有所获。这种想法会对我们产生不利的影响。付出的劳动与所得不符，当然是不合理的。不过，如果在刚开始的几个月即表现出这种态度，公司就会找机会裁掉你，然后招聘一名新员工。所以，千万不要幻想努力即可有回报。

工作不要做得太好。刚开始不要过多显露自己的能力。只要早点上班，注意礼貌，职场生活就不会有太大问题。担心自己被炒，所以公开自己一边运营自媒体，一边写书、做设计的经历，反倒会多出一些业务范围之外的工作。如此一来，公司本该花钱外包的工作也会成为你的"分内事"。就算我们的其他能力再怎么出众，公司当初录用我们也是另有目的。如果忽略本职工作，却在做其他事情，公司就会怀疑我们的能力。不要总是想着100%，甚至120%地完成工作，最好只做到70%~80%，然后提交给上司审核，以这种方式展现自己"循序渐进"的态度。

模拟学校式、医院式、军队式生活。找到工作的精神病患者，经常不知道如何适应职场生活。此时，可以借鉴学校、医院和军队的生活模式。首先是学校式：像按时上学、放学一样，遵守上班时间。然后是医院式：在医院里，负责的医护人员会确认并报告患者的一切，然后交接给下一个人。我们也要像这样处理业务并上报。最后是军队式：如果不想表现出自己的精神病症状，就要采取一定的方法。语气不要太生硬，而是要尽量干练。着装方面，最好准备几套工作制服。工作时间应该各司其事，所以你要确认自己所负责的工作，处理完之后报告给领导，然后根据反馈进行修正。

合理分配时间。对于精神病患者而言，时间分配也十分重要。工作越辛苦，个人时间就越少。如果感觉"自己的"时间被掠夺，会让你生气，加快疾病发作。在迫不得已必须占用自己时间的情况下，一般按照以下顺序进行：首先是利用午饭时间，然后是早起处理业务，再然后是夜班，以及周末加班。如果必须周末加班（平时加班也无法完成工作），最好重新考虑自己是否适合这个职业。

◎ ◎ ◎

精神病患者很容易不相信自己。虽然也会尝试客观评价自己的行为与结果，却很容易陷入认知错误，得出负面结论。不仅如此，还会感觉自己做得好与做不好、成功与失败只是一张纸的差别，导致认知更加混乱。

疾病可能会导致失败。患者很容易想当然地认为自己的情况可以得到控制或者调节，例如虽然几天睡不着觉，状态不佳，但是只要外出时不表现出疲倦，早晨没有在地铁中表现出恐慌症状或者迟到，所有问题就会得到解决；或者认为一切都是小失误，只要稍微用心，就不会出问题。但是，事实并非如此简单。患有精神病，却以不发病为前提和目标来要求自己，最终受损的只是自己。

在精神病状态下，“完美”完成学业与工作任务是一种过分的要求。我们总是赋予自己过多的任务。“我当然可以做到。”“失败只是因为那些小错误。”“只要状态变好，重新尝试一次，就能成功。”很多患者像这样强调自己的状态不算太差，想要再次挑战。但如果挑战失败，就自我贬低，认为自己无法抓住机会，没有活下去的资格。这种态度真的对我们有帮助吗？

　　精神病患者很难判断自己的劳累程度，往往觉得"我还可以呀"。有的患者还会在其他人（尤其是为自己提供机会的家人、朋友）面前努力表现自己"真的做得不错"。不过，精神病患者最能体会职场生活有多么辛苦。有的患者正在努力找工作；有的患者在工作中面临各种问题却依然在硬撑；有的患者无法公开精神病，承受着疾病的折磨，却依然认为一切都是自己的错。所以，不要问我们过得好不好。因为我们过得不好，在精神病国度里的所有人都过得不好。没有人能够替我们分担，这条路只能由我们自己，与疾病一起开拓。

第十六章

进一步了解药物

"我现在已经厌烦了药物。任何药物都无法改善我的状态，与医生交谈也总是很短暂，不论我怎么解释，人们也无法理解我。药物对我没什么效果。"

我们埋怨药物，埋怨开药的医生，也埋怨必须服药的自己。效果太好的药物令人不安，没有效果的药物令人无力。我们埋怨药物的不良反应。但是，药物并不了解我们的这些埋怨，因为它们只是一些化学物质的组合而已。服用药物的是我们自己。就算药物就在枕边，也不会自己跳进我们的嘴里。每天早晨，我们做的第一件事就是揉着蒙眬的睡眼，找到药袋，服下药物。但是对于睡眠模式遭到破坏的患者来说，每次剩下最多的就是早晨的药。就连患者自己也觉得好笑，总是把一大堆早晨的药物拍照传到网上。我们埋怨药物，对此感到无奈，却依赖药物治疗，今天早晨依然按时吃药。

对药物感到厌烦之前，你可以先了解一下药物。本章将介绍我们可以对药物做的事情。

你可以对药物了解更多，最终找到适合自己的药物。你还可以和医生聊到药物。如果医生说将要开具某种药物，你可以如此回答："这种药物不良反应很大，请给我换另一种吧。"这样做的好处首先是减少试错，缩短治疗时间；其次是可以和医生结成坚固的治疗同盟，对治疗更加信任。

理解药物的第一阶段是熟悉你正在服用的药物的品牌、成分等。例如，阿普唑仑（Alprazolam，化学成分名称）最有名的药物品牌是赞安诺（Xanax），此外，还有 Zanapam、Xyren、Alpram、Alprazolam 等其他名称，你不需要记住所有名称。像背诵英语单词一样，只要记住最著名的"Xanax"，其他的名称都很类似。氟西汀（Fluoxetine，化学成分名称）最有名的药物品牌是百忧解（Prozac），除了 Floxtine、Foxetin 等派生药物品牌，还有的会以 XX Fluoxetine Cap 这种形式出现，在前面附加制造公司名称。同样，劳拉西泮（Lorazepam）的著名药物品牌有安定文（Ativan）与取自成分名称的 Loravan 等。精神类药物数不胜数，我们只要了解几种常用的即可。在门户网站也可以搜索到药物的外形与简称，了解药物是最基础的一环。如果可以了解药物的化学成分名称，会更有帮助。此外，还可以参考精神药物治疗的相关书籍[1]。

药物品牌很多，某种药物的独家生产期过了之后，就会出现

1　国内读者可以参考的相关读物是：精神障碍诊疗规范（2020 版），国家卫健委编著，人民卫生出版社出版；《精神科处方指南》（第 12 版），David taylor 等著，司天梅主译，人民卫生出版社出版。

替代品牌。通常所说的"正品药"与"替代药"，其实没有太大区别。当然，这些药物的效果因人而异。以我为例，服用某种正品药时比替代药物更加有效，感觉色泽也更令人满意，吃了心情会变好（这只是个人见解）。尽管我并没有多厉害，但至少可以区分了解药物之后再服用，以及与强制服用之间的心情差别。

通过上述过程的学习，就可以大致了解处方笺上都有些什么药物。"这是氟西汀。""这是喹硫平（Quetiapine）。""这是普萘洛尔（Propranolol）。"如果像这样了解自己所服用的药物，就能大致猜到医生开具这些药物的原因，有疑问时也可以直接向医生提问，促进互动治疗。有的医生认为患者了解疾病或者药物名称之后，反而会对此过于在意，所以故意不告知患者任何信息。如果遇到这种医生，你可能会对此十分敏感，想尽办法查找自己的症状、药物信息等。

现在，我们已经做好了进入药物世界的准备。最快的学习方法是读书，比如抑郁症类书籍、双相障碍类书籍、其他精神病相关的书籍以及综合类书籍等。以双相障碍为例：双相障碍的处方以心境稳定剂为基础，三大主要药物有：锂盐（Lithium）、丙戊酸钠（Valproate）、拉莫三嗪（Lamictal）。锂盐用于治疗躁狂至少有五六十年的时间了，预防发作与抗躁狂效果十分显著。丙戊酸钠可以预防急性躁狂发作、混合性发作。以前使用较多的卡马西平（Carbamazepine）也可用来治疗躁狂发作，对于控制急性躁狂发作、预防混合性发作有效，不过最近很少出现在处方里。通过读书可以得知，拉莫三嗪是心境稳定剂的三大药物

177

之一，主要用于双相抑郁发作与双相 II 型障碍。双相障碍一般使用其中一种即可，偶尔也会两种或者三种联用。双相障碍不仅要了解心境稳定剂，最好也了解一下躁狂发作时使用的非典型抗精神病药物（此时不常使用典型抗精神病药物）。

我患有严重的躁狂，必须尽快控制症状时，就会用奥氮平（Olanzapine），它的抗躁狂效果非常之快，几乎可以控制所有症状，其他药物绝对无可比拟。不过，服用两周之后，体重就会增长 10 千克左右，不良反应十分明显。喹硫平（必须达到 400 毫克以上，对我才有效果，可以控制自杀意念和其他思维障碍。躁狂期间，睡眠极其重要，为了保证睡眠，我会服用 600 毫克的速释剂（Immediate Release）。近来，阿立哌唑（Aripiprazole）也在不少医院备受青睐，使用范围很广，这种药物可以消除我的愤怒与暴力念头，当静坐不能症状变得严重时，只要服用 15 毫克的阿立哌唑即可缓解。

以上是我服用药物的个人经验。我以读书获取的知识为基础，结合与医生的交谈，最终积累了这些经验。

我首先会确认自己服用的药物的效果与不良反应。某种药效与不良反应是普遍情况，还是自己属于特例，了解这类信息对治疗十分有益。如果某种不良反应十分特殊，可能不是源于某一种药物，而是多种药物的混合作用。如果不具备足够的专业知识，可能会难以判断，一定要咨询医生。

相关书籍中会介绍各种病症的症状、药物的效果与不良反应，以及基本的治疗方针。治疗抑郁症会开具抗抑郁药，治疗躁狂会开具抗躁郁药，治疗精神病性症状也会开具相关的药物。如果同时患有不安、焦躁或者恐慌、失眠等症状，添加镇静剂等其他药物则是基本操作。如果产生幻觉或者伴有思维障碍，还会服用抗精神病药物，非典型抗精神病药物即属于这个范畴。详细内容可参考相关专业书籍。如果你正在服用阿立哌唑、喹硫平或者奥氮平，可以查阅相关书籍，了解药物知识。不过，阅读相关图书并了解药物不良反应的同时，不要想当然地认为那些不良反应一定会发生在自己身上，这一点必须注意。

我们研究药物知识，是为了协助治疗。不过，这并不是治疗的全部。看了几本书就断定自己的症状是不良反应，这种做法无异于吃了二十年阿司匹林就想给人开药方。我们必须和制订治疗计划的医生商量需要服用的药物。自作主张调整药物种类与数量的行为非常危险。自己根据相关书籍或者网络信息制订治疗计划，更是万万不可。如果你不喜欢医生的处方，可以直接换一家医院，制订新的治疗计划。"这个药去掉，那个药吃两片。"这种随意换药的行为很危险，可能也是一种病态的表现。

你可能会产生这种疑问："我们为什么要研究药物呢？反正必须要和医生一起商量。"理由如下：

首先，学习可以解释我们所面临的各种症状的语言。例如，我在躁狂期的思维转换十分迅速，只要发现事物之间存在一丝一毫的联系，就会立刻转向下一个思维。已经有数十位患者表示出现过这种症状。但是，假如我们了解众多躁狂或神经症患者所呈现的这种症状叫作"思维奔逸"，就可以简洁地表述自己的症状，同时可查阅相关资料，简单了解几个附加问题：如何应对这种症状、对工作能力的影响等。这样就不必苦恼如何描述疾病的状态，而且可以思考这种状态在什么环境中容易发作、应该如何用语言说明、如何应对等。

其次，了解的药物信息越多，就越熟悉应对各种症状的方法。抗精神病药物（包括非典型抗精神病药物）用于重度精神症，茚酚可以控制深夜出现的冲动性行为，阿普唑仑有效的同时也会使人产生轻飘飘的感觉……药物知识掌握得越多，越有利于构建我们自己的疾病坐标。这对于容易失去历史性，即与过去呈断裂状态的精神病患者而言，就像格林童话《糖果屋》里韩塞尔与葛雷特沿路撒下的面包屑一样，有助于我们探寻曾经走过的路。我对严重的躁狂发作有预感，实际发作时会服用奥氮平。比起躁狂发作的瞬间与引发的事故，我对服用奥氮平与再次断药的时间记得更加清晰。药物可以成为我们斗争过程中的标识，我们可以由此构建自己的精神病史。

最后，药物知识是我们孤军奋战途中的助力。我们看到根据自己的疾病开具的药物的数量与种类，可以大概猜到自己的状态。就算结果永远无法令人满意，药物至少会完全站在我们这边，帮助我们管理疾病，履行自己的本职工作。如果主要药物由SSRI 换作 SNRI 或者 DNRI[1]，我们就会在后者发挥药效之后意识

---

1   SSRI：选择性 5-羟色胺再摄取抑制剂。SNRI：选择性 5-羟色胺与去甲肾上腺素双重再摄取抑制剂。DNRI：选择性多巴胺与去甲肾上腺素双重再摄取抑制剂。以上均为抗抑郁药。

到"这个药适合我"。如果进一步了解药物如何发挥作用，我们还会明白自己适合什么类型的药物，以及如何改善自己的状态。如果抑郁发作，我们就能以此为依据，告诉医生自己适合哪一种抗抑郁药。如果没有足够的条件查阅专业书籍和文献，只做一些简单记录即可，如：什么症状（"颤抖、不安"），服用了什么药物（"加了阿普唑仑、氯硝西泮"），效果如何（"整体还可以，但早晨不太好"）。最好记住自己服用的药物的包装，如此一来，就算抑郁再次发作，我们也会感觉自己不再是孤军奋战。

有人因为突发抑郁而服药，之后慢慢减量，最终断了药；有人却必须接受长达十年的治疗。对于后者而言，了解平时的处方药、因为不良反应而中断的药物、出现不安或者恐慌等特定症状时的有效药物，有助于管理疾病。对发作有预感时及时咨询医生，请医生提前调整药物以防发作，对管理精神病十分有益。

不过，积累这些知识是一个长期工程，需要在几年的时间里持续观察症状、统计数据、记住当时服用的药物种类与用量。疾病发作、第一次服用药物，这些都会令患者感到不知所措。药物是否有效暂且不提，苦恼自己"为什么会这样""这是不是一种疾病"，已经足够辛苦。这时，比起寻找各种信息以解释自己的症状，应该首先做好与精神病做长期斗争的心理准备，然后想办法好好度过这段时间。

就算诊断结果相同，每个人的症状与处方也有所不同。出现了药物临床试验结果中的不良反应，便告诉医生自己符合那种临床结果，其实并没有什么用。不如只向医生描述不良反应的症状。临床是临床，自己的情况是自己的情况。

还有，去过很多所医院的资深精神病患者们都会知道，每家医院用药的倾向性各不相同。有的地方似乎崇尚阿立哌唑（Abilify，安律凡），有的地方使用氟哌啶醇（Haldol）与达哌啶醇（Peridol）之类的罕见药，有的地方每次根据症状换药，还有的地方根据前几年的状况判断患者的疾病发展倾向。有的地方很保守，有的地方很快就会确诊。如果了解自己的药物，就可以明白医生喜欢或者讨厌什么药物。如果这种倾向不适合自己，就可以去其他医院，或者向医生提问。"上次那家医院用了安立眠（Zolmin），但是没有什么效果。可以换别的安眠药吗？""我对氟西汀没有任何感觉，文拉法辛（Venlafaxine）还行。可以用怡诺思（Effexor，文拉法辛的商品名）吗？"不是根据网络药物信息或者书籍里的临床效果，而是像这样根据自己的服用经验与医生交流，会有更好的效果。

此外，我们还要准备好与妨碍或者干涉我们服药的人做斗争。必须做好心理准备，不是为了在这场游戏中取胜，而是因为这场游戏对于药物服用者绝对不利。以我为例，父亲常年针对我的精神病与我进行讨论（其实是趁机酗酒）。父亲总是大喊大叫，其他家庭成员则躲在房间里。我会大声争辩："我！如果不吃药，就会偷东西！……"而父亲对这句话无动于衷。第二天，他说自己喝醉了，什么也不记得，还为自己的大喊大叫向我道歉。因为服药而产生矛盾，最终受伤的可能只有我们自己。

尽管如此，我们依然必须为药物辩论，因为我们不能孤立自己。我们知道不服药的后果，其他人却未必了解。而且，说不定他们根本对此不感兴趣。只不过，我们最好准备几句话，用于化解矛盾或者解除误会。"我有睡眠障碍，持续了八个月之后住院了。""我很冲动，经常想自杀，吃药就会略有缓解。"像这样，尽量传达"事实"就好。如果对方依然心存质疑，也可以一起去医院。在医生这样的专家面前，他们或许会被说服。不过，一旦出了医院大门，他们很可能会立刻忘掉这一切。

我们作为服药的当事人，很容易理解药物信息。反之，其他人心存偏见，不论对药物作用原理或者信息做多少说明也没有用。不过，不要放弃。与我们结成同盟的人，不是对我们心存疑问的人，而是支持我们的人。在特定的社会环境下，如果公开服药情况会产生负面效果，我们可以不说。没有必要认为自己在说谎，或因必须进行说明而心存压力。在本人愿意时，最后一刻公开所有事实也没关系。最重要的是，不要自己责怪自己。

药物并不完美，可能存在某种缺点，也可能不良反应大于治疗效果。尽管如此，我依然相信药物。这并不是因为药物可以控制服药之后的一两天或者一两周的时间，而是因为疾病是断裂的，药物却是连续的，这一点很有趣。有一次，我把处方笺递给药剂师，坐在药店的椅子上等待。"有四片锂盐呢！"清晰地听到这句悄悄话，我当时觉得非常无语。后来，每次想起来都会笑。我的身份认同或许不是一个人，而是四片锂盐吧？我经常会进行药物拟人化或者自我化，尤其是抑郁发作时，必须服用最高量的心情调节与抗抑郁药，才能维持自己的最低功能。所以我经常会想，对我而言，药物到底是什么呢？

　　我并非盲目相信药物，却与药物关系紧密。偶尔，药物还会代替胡乱折腾的我，操纵我的身体一两天。我并非永远相信药物，偶尔却依赖药物胜过人类。"药效会维持到什么时候呢？"药物像定时炸弹一般，似乎有很多种药物可供我选择，但兜兜转转之后稳定为某几种。我们心存埋怨，备感挫折，变得无感，不再轻易相信什么。所以，我们必须继续探索。这个过程像是寻找适合自己的衣服一样，换了好多家店，不断试穿、照镜子，回家之后却认为买错了，直接丢在一边。就算不断犯错，一无所获，我们也必须寻找，必须主动了解。因为，这个过程会塑造出未来的自我。

第十七章

住院隔离见闻录

入住封闭病房，是一件既特别又普通的事。这既不是确认疾病严重性的标准，也不是脱离主流的标志，更不是人生结束的象征。全国各地存在各种各样的封闭病房。不论是不知名的地方医院，还是人尽皆知的大医院，都设有封闭病房。很久之前，我初次发作时，曾经在一山市某医院住院三周左右。当时我没有获得任何信息，就直接从急诊转到了封闭病房，所以没有选择医院的机会。我既没有想过是否可以选择其他医院，也没有任何心理准备。反而是后来的某一天，我的病情变得十分严重，几乎要闯下无法弥补的大祸，自杀意念也难以抑制的时候，才会主动去想："我应该去住院吗？"住院之前，我最需要两样东西：一个是信息，另一个是费用。

封闭病房主要收治有极端自杀意念、严重自残、尝试自杀等行为的患者。急诊医生会把患者的住院意向转达给精神科医生。

患者注射完劳拉西泮，就会躺在急诊室的病床上等待，然后与精神科医生交谈。入住精神科之后，如果认为病得严重、住院是最佳选择，医生就会建议住院。如果向平时就诊的医生表达自己无法忍受疾病的加重，医生也可能会建议住院。如果当时就诊的医院有住院部，而且有床位，就可以直接住院。如果那所医院不具备住院条件，就会帮忙打听其他医院。如果精神科主治医生推荐或者建议患者住院，那么医院基本上都会尽量考虑患者的情况，并协助联系。住院理由包括自残或者伤害他人的可能性、必须变换环境、需要安静等。

住院部的特征大致相同。提供一日三餐；金钱交给护士保管，买东西需要填表；像餐车一样推着药车，为患者发放药物并确认是否吞食；大部分病房的门无法反锁。住院部设有简单的运动设施（乒乓球台或者室内自行车，打球需要事先向护士申请球拍与乒乓球），有接受医生检查与交谈的空间、使用充值电话卡的公共电话、浴室、从外面可以打开的洗手间、公用冰箱、净水器，以及恶名昭著的镇定室（每所医院的名称与患者的称呼有所不同，一般称为"监禁室""保护室""监狱""那个房间"等）。

选择封闭病房时，患者应当确认该医院是否具备以下三个条件：第一，开放病房与封闭病房分开（住院时可以选择开放病房或者封闭病房。不过，开放病房的等待时间较长，着急住院的患者大多选择封闭病房）。第二，距离市中心不太远。第三，院方不会向患者保证一定可以康复。

这三个条件会对患者产生极大的影响。我有一位重度躁狂朋友，根本不愿意提起之前辗转于地方几家医院的过往。我入住一山市某医院的封闭病房时，有一位中年男人几乎每天蹦蹦跳跳地走路，似乎很开心。后来，才我听说他之前住过的那所医院非常可怕，不但脏乱不堪，而且对待患者的态度很差，患者被严格限制外出，有时甚至还会挨打。我虽然没有住过首尔地区与近郊乃至全国各地的所有精神科病房，无法了解每一家医院的内部状况，但是我认为，符合以上三个条件的医院至少有所保障。尤其是地方的某些医院会以"治愈"患者的名义（甚至对于极少使用"治愈"一说的边缘型人格障碍患者也是一样），安排患者住院半年、一年甚至更久的时间，还会要求直系家属签署"绝对不让患者出院"的同意书。各位一定要避开这样的地方。

封闭病房并不总是把住院的患者关在病房里。有的医院会为患者安排共同散步的时间，有的则没有散步时间，两者存在很大不同。另外，为患者提供吸烟时间的医院与不提供吸烟时间的医院也有很大的差别。但如果患者因为自杀未遂而住院，通常是无法外出的。过了一段时间，当医生认为患者不会再次尝试自杀或者自残时，患者才可以外出。我住院的时候是冬季，所有符合条件的患者都会冒着严寒外出。不过，假如外出、外宿或者亲友探视时间过长，反而会加重病情，弊大于利。我很适合这种只对患者进行适当管制的方式。也有一些患者似乎会因为频繁外宿或者外出导致对封闭病房丧失信心。

近来，大众对精神科封闭病房的认知增强，医生也鼓励住院，告诉患者"去那边好好休息"。然而，封闭病房并不是一个适合休息的场所。我的意思是说，如果你期待在那里得到静养，可能会无法忍受，除非遇到特别舒适的医院。在封闭病房里，你会感觉孤单、无聊、吵闹，感觉其他患者都像是疯子，不明白自己为什么要来到这里，只吃不动，体重上涨却又不具备运动条件。在整日疲倦的状态下，你会心生疑问：我为什么要花钱住在这里？最终，你很可能会在一周内主动出院。如果是男女共用的住院部，可能会不断出现性骚扰事件，听到患者大声叫喊，甚至看护人员也可能出现这种行为。患者们会因为鸡毛蒜皮的小事打架（"是不是你这个疯女人拿走了我的零食"）；护士十分疲惫，无力关注患者的抱怨；手机被没收，只能使用充值公用电话，对方却根本不接听陌生号码来电。这就是封闭病房的日常。

住院之前你可能会想："我在这里不会跟任何人说话的！"可是，只要进入封闭病房，不论你之前下定多大决心想要保持沉默，两三天以内就会感觉无聊，开始关注周围不合理的事。大多数人会记录自己的所见所闻。无法适应病房的患者最多撑不过一周就会提前出院，你可以把一周时间当作适应期，然后正式接受住院治疗。封闭病房的患者主要分为三大类：精神病、痴呆、酒瘾。如果只有精神病患者，则病房的环境会好得多。不过，分类不明确导致各种患者混合住院，并不代表这是一家很差的医院。

然后，你要开始社交。如果你是因为厌倦了人际关系才住院，那么我建议你选择单人间或者双人间。其他患者会不断询问你的疾病名称、住院原因、住在哪里、来自哪里、毕业院校、职业、病重时闯过什么大祸、病得多严重、是否曾经自残或者自杀等。问题是，你和这些人全天二十四小时待在一起，就像是光着身子进入公共澡堂一样，会被看个精光。在封闭病房里，疾病的轻重与尚未丧失的社会性永远是最有效的识人标准。无人介意你是抑郁症还是精神分裂症，但是犯病时闯过什么大祸、现在看起来是否温顺，这两点非常重要。"你自残的疤痕有多严重呢？""你闯祸之后留下了多严重的后遗症呀？"有过严重自残行为的患者如果可以在这类提问面前保持耐心，发挥自己的社交能力，就会得到认可："嗯，原来这人还不错……"

得到认可之后会怎么样呢？你会得到食物。社交的第一步是交换食物。如果住院部有"大姐头"（所有人都喊她"姐姐"的那个人），她绝对不会吃医院的配餐。她的零食和泡面会堆成小山，而且配偶每天来看她，送来很多东西。探视时间结束之后，我们就会像鬣狗般钻进她的单人间。只有具备社交能力的患者才能做到这一点，所以基本就是五六个人。这位首领姐姐会按照等级为我们发放零食。"理端！今天的饭太难吃了，你要不要这个泡面？"零食聚会从早开到晚，很容易长胖。当我们在休息室举行零食聚会时，患有酒精依赖性痴呆或者严重精神病的大叔们经常像斑点鬣狗一样冲进来，我们便向他们丢零食。我们至少可以对话，但这些大叔完全无法用语言交流。有的患者住过很多封闭病房，最终来到了这里；有的患者已经无法治疗。有一位患者剃了光头，把别人统称为"和尚""尼姑"，每天折磨青少年患者、挑衅看护人员、向护士大喊大叫等。我第一次住院时，他在我的病房前唱起了奇怪的歌："新人来了，我要让她亲亲我的脚！"

后来，他又给我看丢失的猫咪的照片，还哭着要求我支付电话费，打电话给相关部门帮他找猫。我拒绝了他，他就生气地对护士破口大骂，开始折腾。最终，护士按了紧急呼叫，来了两位全副武装的工作人员把他制服，关进了"那个房间"。那里有捆绑的绳子，还可以通过监控视频确认患者的情况。工作人员会恐吓患者："敢不敢了？"如果患者被吓到，表示不再惹事，就把他放开；如果患者大声喊叫，就会被送去绑得更紧的地方——大家不敢去、不敢看，甚至无法说出名字的"那个房间"。

如果明白住院不是个人独立生活，你会感到既安慰又绝望。或许你还会产生这样的想法："我和这里的患者不一样。""我以后也会成为这样的人。"但是，医院就像一个小社会。如果有人在唯一的澡堂里涂抹了大便，清理干净之前所有人都不能洗澡；如果有人闹事，惊动了保安组，所有患者都必须回到病房。因此，随着住院时间的增长，逐渐适应了这种生活，就可以在阳光明媚的日子坐在床边晒太阳，看到药车和餐车会很开心，可以与看护人员聊天，还可以享受偷偷抽烟的时光，而且你的病友们会掩护你抽烟不被看护发现。在这种密林般的社会中，患者们井然有序。能活动的与不能活动的、能吃的与不能吃的、能交谈的与不能交谈的……都存在等级差别。有一位十八岁的女生，虽然可以沟通，但是每天因为一些鸡毛蒜皮的小事而崩溃，哭着要求联系首尔的主治医生，所以位于我们精神病社交小组的最底层。还有一位四十多岁的女博士从不参与闲谈，所以被我们排除在外。

到了第二周，住院生活变得非常熟悉，同时你也会感到更加不安。因为住院导致之前的事情搁置，又无法在医院里完成，你会很有压力。当时我的病情加重，不知道还要继续住多久，父母则愤怒地要求我出院。设法尽快出院、结束这种生活是我的目标。虽然这么做必然会有反作用，我却无法思虑周全。如果现在再次住院，我会留出足够的时间做检查，积极与医生交谈，整理自己的所有想法，实验并反思之后才出院。然而，当时我想的没有这么远，只想快点骗过医生与护士，重新回到外面的世界，重建一盘散沙的生活。

因此，我假装痊愈，假装没问题，假装一切都好。我退出精神病社交小组，不再吃零食。我开始骑室内自行车，在过道里散步，观察其他患者。我当时正在读的一本书是《规训与惩罚》，每一位前来会诊的医生看到这本书都会笑。那家医院似乎到了一定时间就会让看起来不错的患者出院，而不是我的骗术取得了成功。总之，我出院了，和朋友一起喝了庆功酒。已经一个月没有和朋友喝酒了，感觉酒的味道很奇怪，说话的时候舌头也很干涩。不过，不适的感觉仅此而已。重要的是，我又回来啦！

病房速写

有一位姐姐每天早晨蒙着头醒来，然后再次入睡，直到下午一点才蓬头垢面地起床，来到大厅。那位姐姐住在特等二人间，室友是一位很随和的高中生。我在那个房间里讲了自己喝酒、抽烟的事情。那间房间偶尔会成为症状轻微、抱怨病房生活的女病友们的根据地。有一天，我们（一位初中生、一位高中生、一位五十多岁的姐姐、一位六十多岁的姐姐，还有那位贪睡的姐姐和我）在病房里谈起了各自的自杀经历。初中生表示自己用玻璃碎片划过手，大家说："那样做根本不会死。"每个人都认为自己的自杀方法十分粗暴，面带自豪地介绍着。年龄最小的女生噘起嘴，表示这里和不听自己说话的家庭与学校没有什么区别。有趣的是，大家都因为发疯而住院，却没有人认为自己是失败者。就算外表看起来畏畏缩缩，或者垂头丧气，却对看向自己的视线抱着敏感而坚决的态度。总之，我听她们讲起自己吞下两百片药、用利器划自己直到手指麻痹等经历，触摸着自己的疤痕，觉得自己十分平凡。

药车来了，我们伸手接过药片，放进嘴里吞下，然后接受检查。餐车来了，我们在点到自己的名字之前已经拿走属于自己的那份，几个人凑在一起吃起来。我们的日常生活除了这种简单的事情之外，还有无限的无聊、疲倦与厌烦。因此，大多数患者在进行就餐等确定的事情时十分有活力，其他时间则表现出各自的性格。第一周，我无力地躺在病床上，看着在五十米长的过道上徘徊的人们，想要写点什么、画点什么，却任由起床的念头一闪而过。

一段时间后，我才开始与人们交谈。第一个和我说话的患者是隔了一间病房的四人间的高中生，初次见面她就对我十分亲切，我也同样对待她。我们一起吃了零食。她的心情很不稳定，像开关一样，说变就变。刚才还笑呵呵的，突然就情绪崩溃，回到病房蒙起被子哇哇大哭。室友已经和她在同一间病房住了一个多月，对此见怪不怪，面无表情地做着自己的事情。"她又哭了。""金医生（主治医生）今天会来吗？"我们一边表达着对她的担忧，一边吃着零食看剧。到了吃饭或者活动时间等分界点，她就会再次起床，开朗地和大家打成一片。

大家对这种突发状况已经习以为常。"哦，原来如此。你去休息吧。再忍一下。不行吗？那就盖着被子睡一会儿吧。"这种氛围充满温情，是由普通社交礼仪发展而来的精神科病房礼仪，也是一种自我防御策略。像这样的互动，不会引发太大变化，不会有什么帮助，同时也没什么收获。或许，这也是一种通过适当的自我满足与善意来度过平静的住院生活的方法。当然了，也会有人真的想要放弃或者管理自己的精神状态，于是向护士和看护"要求"帮助。一伙人对某人敬而远之甚至搞孤立，这种事情也很常见。

刚开始与人们见面时打招呼，介绍自己的名字，以及为什么来这里，并说明病名与近况。只要度过这个阶段，就会顺利进入病房"可沟通小组"。反之，假如你不回答他人的提问甚至进行反问，或者抬高嗓音、紧张到说不出话等，自然而然就会被划为另一个小组。"我也不知道为什么来了这里。""我没有什么问题。"这类患者通常认为自己好得很，是医院或者家人强迫自己住院。如此一来，我们安静的住院部内部的对话小组就会和他们产生疏离感。有趣的是，这里的各种关系十分灵活，并没有什么规律可言。如果某些原先被孤立的人表现得不错，我们有时也会和他们一起聊天、吃零食。就算一起玩得很好，某人也会突然开始闹事，然后被送去集中治疗室。

出院之后，我很忙。重新开始恋爱、交友，并且立刻复学，回到引发恐慌发作的教学楼上课。上课发言也是一个极大的挑战。我开始逃避。不过，各种搁置的计划又重新开始了。我参与各种校园活动，还在准备总女生会选举，而且养了一只猫。在这个阶段，我中断了所有精神科治疗，再次出现躁郁症状。逐渐地，我再次对躁狂发作的精神兴奋状态上瘾，依然相信"只要躁狂发作，一切问题都会解决"。实际上，我也的确依靠躁郁症见了不少朋友，完成了不少作业与课堂发言。

出院之后如何回归社会，永远是我的苦恼。身体已经回归这里，意识却依然留在病房里吃零食。我经常把日程安排得满满当当，不管自己是否做得到。既然安排了就要去做，所以总是力不从心，日渐疲惫。入住精神病房的最大优点是起床与就寝时间十分规律，可以保证按时吃饭吃药。独自重返社会后，却无法保持这种有规律的生活。我的焦虑症状十分严重，而且存在强烈的自残与自杀意念，所以才选择住院。出院之后，这些症状稍微缓和了一点，但以前那种引发自己精神兴奋的习惯却又恢复了。

以下是出院回归社会之后的必做之事：

* 遵守一定的起床与就寝时间；
* 只在固定的时间吃饭；
* 不要费力证明自己可以做好已经失败过的事；
* 不要中断治疗。

好，再次回到刚才的问题："什么时候住院好呢？为什么要住院呢？"如果向精神病患者提出这个问题，你会得到各种答案，无法相信自己时、对自己感到害怕时、想死又想活下来时、自杀意念十分强烈并不断尝试自杀时、显然会伤害他人时、幻想伤害他人时、无法照顾自己的衣食住行时……患者本人可以与医生商量住院时间。如果仓促住院，可能难以达到治疗效果，或者产生不良反应。所以，一定要和医生商量，选择一个可以接受的时间。如果情况紧急，来不及商量，就要先住院，等到状态稳定之后再考虑这些问题。

封闭病房既不是禁地，也不是天堂。这里既不适合交朋友，也不是孤单之地。住院既不是浪费时间，也不是储存时间。你不必带一堆书，你可以在这里看剧。与外部世界完全隔绝或者保持联络，都是可以的。所有人都愿意帮助你，却也帮不上什么忙。就算你适应了住院生活，病情逐渐稳定，出院之后也可能急速恶化。你可以伪装并掩盖一切。可能什么事情也不会发生，你却反而无法忍受，于是故意做出某些危险行为。遇见患有相似疾病的朋友们，可能愉快相处，也可能互相"传染"。

我去过的住院部相对比较暖和，但是依然有一位老妇人在病号服里套着高领衫。她同时患有季节性情感障碍与双相障碍，每年冬季都会照例住院一个月左右。她的主要目的是整天安静地坐在那里晒太阳。过了正午，她的影子就会从右向左移动。拥有自己的住院目的，这一点非常重要。

大家住院的理由多种多样。住院后你会了解自己的疾病，最终重回社会。这里的经验并不是必须从人生中刨除的断裂部分。住院的经历偶尔也会让你更容易描述自己的病史。

入住封闭病房时，切忌设置过高的目标（完全治愈、终身不再自残等）。如果我再次去住院，一定会带一个涂鸦本，画一本漫画。总之要完成一个目标，将此作为重返社会之前的小练习。

如果你的状态很差，思考与判断能力低下，则"存在"本身比目的或者目标更加重要。"我必须赶快好起来。""好像比昨天好点了。"我为什么在这里呢？"比起这些自我要求或自我质疑，对于此时此地的提问更加有帮助。比如，"我在这里可以做什么呢？哦，我可以喝水。"只考虑眼里看到的、耳朵里听到的，时间很快就会过去。重要的是，不要关注自己的病史，而是观察周围的人们，寻找笑点。比起接受治疗和控制病情，找到自己的"存在"更为重要。因为"存在"有助于我们认知自己在封闭病房的经历。

再补充一点：住院时，我们可能非常无聊；出院之后，这种无聊会演变为空虚。因此要防止这种情绪的突袭。你要记住，一旦出院，我们就要重新面对那些被搁置的事情。没关系，它们依然待在原地，而我们已经好多了。

第十八章

关于自我的记忆

　　起初，你几乎记得所有的事。人际关系尚未变得凌乱，你知道自己患病的原因所在，可以区分自己的正常行为与异常行为，会对异常行为感到羞耻。就算不知道自己为什么会做出某种行为，也会零碎地记得自己做过的事情。然而，渐渐地，某种记忆留下了非常严重的心理创伤，被封锁后不再提起。某种记忆已经遭到污染变色，不再引起"心理波动"。

　　慢性精神病患者一定会遇到难关。因为很多患者会出现情绪记忆力减退、歪解、误会等症状，所以我也开始关注记忆力的问题。如果记忆的自发性太强，患者就会无法承受。令人无力招架的记忆，主要包括情绪、心情、冲动、空虚、饥饿、孤独、无规律、无重复、歪曲、盲点等。这些都是在过去的"正常状态"下可以独立解决并赋予定位的因素，所以患者会对记忆问题产生尤为强烈的剥夺感。虽然每个记忆都有特定的坐标，却无法相互关联。就算一时爆发了某种情绪，且引发了其他连锁反应，彼此的关联也会很快消失，很难理解"为什么会这样"。因此患者只能感觉到毫无连贯性的情绪爆发，无法实现有意义的记忆积累。

碎片化的记忆已经令人感到混乱，丧失记忆控制力则会对患者造成最致命的打击。有的患者可能认为不记得过去的事情并不是什么太大的缺陷，但是以自己的记忆力、记忆法为荣的患者会感觉自己存在的意义被严重剥夺。在精神科的混战中，如果患者出现了记忆问题，就相当于丧失了最有用的武器。

因此，有的人会开始记录。最简单的方法就是记日记。不过，写一段时间就会发现，日记这种记录方法根本不足以表达自己，或者过于平淡，难以坚持。患者逐渐发现这种工具不足以表达自己的痛苦之后，便不再坚持记录了。记录者的表达能力有限、内容俗套无趣，只是放弃写日记的极小部分原因。语言才是更大的问题，即，患者想要拥有适合自己的符号与语言，却找不到吻合的词句。我们使用的词句无法完全表现出我们的痛苦。"我很想死。""医生给我开了30毫克阿立哌唑。"这两句话之间隔着一条难以逾越的江河。患病初期，人们必然会经历各种痛苦：不安、焦躁、难以忍受的心情、突然爆发的冲动等。过了一定的时间之后才会明白，自己现在正在说"翻译语言"。所有的痛苦都以这种翻译语言的形式而存在。因此，自己一辈子也无法向他人传达这种痛苦心情。

尽管如此，精神病患者们依然尝试各种记录方法。他们可能记录当天的药物名称与服用量，也可能一字不落地记录自己的所有经历，或者详细记录和医生、咨询师的谈话内容。还有的患者会记录"今日计划""今日良好表现"等。在社交媒体上进行精神病相关记录的患者也不少。然后，挫折就会到来。无论记录如何积累，都只是毫无意义的零。在疾病状态下做的记录，就像是建了一座空中楼阁。

精神病患者们的认知广阔而深刻。只有生过病的人的认知才会如此全方位地倾斜。我们多了一个叫作"精神病"的万花筒，视野有时会超出我们的认知范畴。为了处理这些超出的部分，我们会动员自己的意识与无意识，进行各种歪曲、比较、罗列、过度解读，以及有意识的消除。当然，刚开始会努力做出解释，认为无法充分理解是因为自己存在什么不足。患者们相信，都是因为自己对疾病的理解不足，或者丧失了表达能力或语言能力，所以才会无法理解自己的思维。

然而，随着时间流逝，患者就会感觉到语言根本无法控制疾病。被自己的母语抛弃的感觉是精神病最恶劣的体验之一。想死的患者太多，简单一句"想死"无法表述复杂的心情。虽然把"死亡"挂在嘴边，但是心里明白这种表达其实毫无分量。你所谓的"想死"，已经成为一种通用表达，甚至一种口头禅，变得像撒娇一样可爱起来。患者感觉到的那种令人感到绝望的、独特的"想死"的心情，其实无人知晓。

记录不是语言的集合。记录的目的很明确。记录的"录"字，含有认知、领会、再现、传达的意思。只在"日记"中简单记录做了什么，更接近于一种信息组合与顺序罗列，你可能会扭曲顺序与形态，泄露句子与句子之间隐藏的隐秘内心。

每个人的情况会有所不同，不过记忆对我而言，像是刹那间完成的影像。那些形象会带我进入幸福的瞬间，或是一些令人想要逃离的瞬间。被困于噩梦之中的人会了解这种普通的梦境突然奔向悲剧的感觉，以及场面突然发生改变的残忍速度感。有人用图像记录所有的细节，也有人可以让视点跟随坐标位移，由此构建记忆。精神病阻挡了流淌的记忆的出水口，制造出一个水洼，让某个地方变得干涸。以我为例，根据病情的轻重，记忆的风景会有所改变，但存在一定的模式。这种模式很难把握，但我相信它并非完全不可能把握，所以才会进行记录。

我们并非一定要通过记录来遇见记忆。记忆可能是随时敲门侵入的不速之客，也可能会对你慈爱关照，还可能随时促使你严密地自我反思并收拾残局。精神病患者，尤其是重症患者的记忆很模糊。记忆美好而孤僻，在同一个位置徘徊。记忆仿佛会观赏着那些想要记住它的人，它没有实体，却会做出一些类似生物的行为。记忆拥有独特的生命力。所以，记忆与人之间的均衡发生倾斜之后，不会轻易恢复。因此，我们无法超越某种记忆，会遗忘自己的一部分。记录是拯救这种遗忘的网，是诱惑记忆的鱼竿，它试图拾起所有碎片，渴望重新拼凑成完整的形象。但是患者的人生已经远离了记忆，这些记忆只能成为失去主人的流浪者。

患者们的记录方法和出发点类似，却走上了各自不同的路。

还有人永远放弃了记录。事实就是这样，写下来会忘记，不写也会忘记。并不是只有写下来的记忆才会存活。不过，记录记忆的人，会通过记录重新成为一个拥有记忆的人。再者，记录方式并不一定是文字。很多患者对语言记叙有困难，还会有阅读障碍之类的语言能力问题，记得自己的痛苦，却难以用文字描述这种痛苦的因果与程度。与痛苦直接相关的地方，就连翻译也难以实现。经历过太多事故的患者大多变得迟钝，缺乏了认知事件的肉体、精神感觉。

我曾经近距离观察过一个执着于记录与记忆的患者。初次发作之后的五年内，他认真地记着日记，差不多可以装满一个行李箱。五年之后，他开始按照顺序重新阅读自己的记录，然后在巨大的绝望中陷入了深度抑郁。他说这是一种"被（记录）重击"的感觉。他发现自己的记录没有进步也没有退步，没有控制也没有头绪，只看到疾病在狂舞。日记里记录的不是贯穿那段特定时期的叙事，缺乏线性关联，都是零散的点状粉末。他经历过其他人难以经历的各种事故并进行了记录，重新阅读时却只看到一些肥皂泡般的碎片。

"记录背叛了我吗？"对于这个问题，答案只有一个："那当然。"因为这是事实。记录并不会在未来的某个时间点等待并热情迎接走来的你，也不会拯救你。你认为痛苦经过某个临界点，就会翻开新篇章，但实际上记录为你提供的可能只有背叛感。这种背叛感会重复那些引发疾病的失误，像已经闹翻的父母一样纠缠不已，在推翻决心的折返途中出现。这会让你不禁叹息："尽管发生了所有那些事情，但是没有任何改变！"

我曾经短暂失明。丧失视力的那段时间，我借助听觉保持记忆。为了恢复我的感觉，朋友每天为我读五首诗，算下来总共有八十五首。当时仿佛穿透我内心的听觉记忆，至今依然十分清晰。即使视力恢复之后，当时的经验也没有消失。每天夜里听到的诗、房间里的空气、那种空间感，融合为一种新的集合。于是我得知了一个事实：语言不只具有视觉属性，记录也不仅限于通过文字语言记录视觉形象。我的记录种类扩展了很多。此后，就算不是对话，只有我自己，也能感受到"出声说话"或者"朗读"的记录效果的益处。或许你也曾经对记录感到绝望，不过你有必要考虑一下使用其他的记录方法。就像我在偶然中得到了新的体验，对记录感到绝望的其他患者，也可能利用听觉的实验获得充分的帮助。隐藏的感觉或许会向我们提供更多的记忆可能性。

记录并不一定能让我们变得更好、更成熟，或者让我们吸取教训。因此，我们才更需要写作、拍摄、编辑、喊叫、出声、描画。

我们可能永远无法改变现状，永远无法进入下一个阶段。但是，就算记录不会拯救我们，不会为我们打开任何一扇门，就算记录会失败……尽管如此，我们也必须为了生存而组建自己的记忆。

尽管如此，尽管如此。

第十九章

关于自残的那些事

自残是我们的内在缺陷。不过，自残的患者反而会从这种缺陷中寻找真理。例如，"我活着""我存在"之类的真理，或者以辩证法解析痛苦与快乐不同的事实。自残者历来存在，完全可以书写一部自残史。自残是个人隐私，不会表现出来，他人到死都不会得知身边人正在自残的事实。因此，谈论自残具有非常重要的意义。因为这相当于出狱回归社会，开始新的叙事。如果仅仅谈论自残的对错，绝对无法了解隐藏在自残背后的患者形象。很多人可能根本不想靠近自残之人。然而，自残的人就在我们身边。

自残者很难对自己的行为具备"正常"判断。不过，他们知道自己的行为会导致什么后果，也知道自残会遭到什么程度的禁忌和排斥。他们过于恐惧自残暴露，或者告诉周围的人"不许说出去"，赋予自残某种宏大的意义，偶尔自残被发现时还会以自杀要挟。对于有的人来说，自残是目的；对于有的人来说，自残不过是一种手段或者接近于自我安慰的行为。有人觉得自残稀松平常，有人觉得自残十分悲壮，个人观点有极大的差别。

自残行为是隐秘的，不过也有人上传到网络。最近，自残开始集中流行起来。早在 2000 年左右，已经有人在网络上谈论并分享自残的行为。曾有患者证言如下：2000 年左右，在大型门户网站至少有十几个与自杀有关的私密论坛，经过管理员审核同意加入之后，可以参加包括聊天或者线下定期聚会等各种活动。他们发帖直播自己的自残行为，或者展示手腕上的伤痕、大量吞食的药片。这些隐秘的行为、私密的记录浮出水面的同时，自残者自然就会受到关注。在网络上展示自残，其实相当于在公共场合划破颈动脉。不过，自残者想要被看到的是"内在"，而不是"表面"。

自残者通常认为自残是一种"必须戒掉的行为"。就像打算戒掉偷盗、酗酒、抽烟行为的人一样，他们也认为不应该做有害的事情，至少应该假装不那样做。不过，认为自残是"坏事""必须戒掉的行为"，相当于承认了自己是容易对有害的东西上瘾的脆弱之人。

把自残看作是某种流行，或者精神病的前兆、越轨行为、压力表现等，都无法使人完全理解自残。我们要揭露的不是自残多坏、多危险，会对自己和他人造成多么恶劣的影响，而是自残者如何认知自我，探索这种认知会产生什么谬误，有什么表现。

🐱 自残的开始 🐱

人们是如何开始自残的呢？很简单。我们经常可以在电视上看到，各种动物也会有自残行为，并不是只有人类才会自残。动物会在狭窄的笼子里挠破自己的脚底，或者拔除自己的毛发的行为，和人类的自残很相似。自残可能始于非常非常年幼的时期。环境、父母的影响，甚至儿时对成绩感到悲观，都可能引发自残。曾经有人告诉我，他因为记错了 8+7=15，所以用脑袋撞墙。那年他五岁，用签字笔在墙上写好 8+7=15，不断用脑袋撞过去，此后就对这个计算结果记得一清二楚了。当事人认为，没有消除压力或者表现攻击性的其他方式，在对于周围环境缺乏控制力时，自残相当于唯一有效的方法。还有，如果身体熟悉了暴力行为（虐待、折磨），不断接触暴力状况而变得麻痹，自残的可能性会更高。他们就算被别人以暴力对待，或受到危害，也不会感觉到太大的打击，可能是由于已经确认了痛苦的临界点，反而领悟到更加精巧细腻的残害自己的暴力方式，因为他们很了解某种做法会带来什么程度的痛苦。

每个人正式开始自残的时期有所不同，不过一般是十五六岁到二十五六岁左右。从开始到结束（假设能够结束），大约会持续十年。其中暴力的程度与持续时间各不相同。程度主要是台阶式地升级，但上升或下降的幅度很不确定，可能不是固定于某种自残，而是两三种自残结合的情况，这就可以称为严重危机了。这种危机并非只出现在未成年时期。成年人比未成年人能接触的可用于自残的工具更多，独处的机会也更多，可以快速变得娴熟。

初次自残很可能是偶然，而并非计划性行为。不过，以后再次出现引发初次自残的事件或者情绪问题时，就会再次自残。随着这种情况的增多，自残会愈发变得更像"自残"。第一次满足于手腕上出现划痕，后来要看到血迹，下次要出血更多，再下次就要喷血……类似这样，逐渐恶化。

🐱 自残的哲学 🐱

每个人都拥有自己的自残法则、规则、范围、领域，逐渐成为各自的自残领域的专家。哪种程度的深度、强度、伤痕最适合，如何寻找合适的时间与场所，如何进行事后处理，隐藏、展示或者告知自残痕迹等，他们会对此进行"管理"。自残是一种失控的越轨、意外行为，却又矛盾地处于极端的控制之下，这种控制就是自残的核心。

自残会打破你的精神与肉体之间的关系，也许会让你初次感觉到精神与肉体的连接。你孤立于社会，你的内心似乎出现了一个秘密，一个只属于你自己的秘密，一位专属的朋友，低声说着"你还没死，还活着"。

自残让我们两次感受到自己的存在。第一次是确认肉体的存在，第二次是确认自己的心情可以康复。如果自残导致身心发生变化（留下了瘢痕、产生精神快感），这就像是打通了一条往来于肉体与精神之间的铁路。自残让你可以掌握肉体，伤痕累累的肉体的存在减轻了自己的无力感。我们通过照顾自残之后的这副残躯，又可以再次掌握肉体，获得"肉体的主导权"。药物自残也是一样。通过滥用药物导致身体损伤，可能引发昏厥、呕吐等非正常极端反应。是的，自残就像是把自己的身体当作殖民地，认真画着新的地图。长长的刀痕或者针脚状的伤痕，全部都是在这个痛苦的世界中认知自己肉体的象征。我们通过自残，填充肉体与精神痛苦之间的鸿沟。

你可能会觉得自残的感受难以用语言来说明。自残位于极度空白的领域，无法描述情绪和状态，也无法进行分析和说明，但也许这样反而更好。核心是，不论以什么形式自残，都是为了减轻痛苦。你的内心显然非常痛苦，认为自残可以减少这种痛苦，所以才会持续自残。

如今，人们对自残行为的好奇心或者关注度正在增长，但是对于自残的理解度是否也同样得到了提高呢？这一点值得怀疑。如果在家庭或者学校里被发现自残，当事人很可能陷入窘境。有人对赋予自残某种意义的行为本身感到厌恶，有人会害怕自残这个词，不由分说地认为这是"疯子"的行为。大家明白自残具有某种理由，却很少有人理解其特有的逻辑。

大多数自残者会试图在网络上寻找和自己相同的自残者。不过，自残者们在网络上得到负面评价的可能性也很高。现在已经不自残的所谓"前自残者"们认为，如今的年轻人毫无保留地在网络空间公开自残的行为，只是一种阶段性的偏离正常轨道的行为。他们将这种行为称为"自残秀""时尚精神病"，不去关注其中迫切而严重的痛苦，单纯将其看作一种"扰民"行为。其实，无需理解所有自残行为，也并不是所有自残都是求救信号。不过，人们对自残的理解不足，是不争的事实。我们不明白自残的哲学与历史，甚至认为其不存在。人类在漫长的历史中重复着各种形态的自残，发现了自残行为，甚至将其发展为一种文化，这种现象可能会世代延续，人类的血液中有着自残的因子，这是难以否认的事实。

😺 自残的种类 😺

自残范围很广，种类繁多。以下内容都可以在网络上轻松接触到，所以罗列时尽量不做删减，排列顺序也与严重性或者强度无关。

药物自残与药物滥用密切相关。药物比较容易购买，所以药物自残的便利性极高。药物自残的方式通常是混合服用药店销售的各种药物。这样做的结果是，即使第二天看起来并无异常，肠胃功能也会逐渐受到损害。没有药物滥用经验的人经常对药物过量服用保持过度的幻想，以为服用几粒泰诺就算是自残，结果却没有任何反应，于是感到尴尬（请记住这种"尴尬"的感觉），怀疑自己是否真的是在自残。实际上，那只是你在幻想而已。

药物滥用引发的问题中，最应该注意的是记忆丧失。这种情况表示大脑与肝脏已经崩坏。而且，随着这种行为的不断反复，服药量也会不断增加，导致难以适应药物治疗计划，最终引发生命危险。

药物滥用自残者在洗胃时会感到非常痛苦而且难堪。因此，我建议各位不要认为这是目标达成或者实现了生活痛苦感知的具体化。药物自残像做实验一样，你能够以种类、用药量等数字来表达未能数值化的痛苦，却也会被带去一个没有退路的地方。

从吞下药物的瞬间开始，药物自残已经结束。与之形成对比的方法是切割。人们并不知道吞下药物会产生什么效果和作用，但切割自始至终是自己能够控制的事情：使用哪种刀片，用多大的力气，方法多种多样。切割不同于其他自残，必须进行杀菌、消毒、包扎等后续处理，严重时还要去医院缝合、拆线等，需要持续几天的时间。"自残的心情"非但不会持续，还会与精神病患者感到厌倦的日常合为一体。自残与日常无所区分，日常状态因为自残而变得更加糟糕，后续处理过程中必须承担的责任令人厌烦。不过，切割自残的人可能只记得刀片划过的瞬间，完全忘记后续处理的不方便，因而反复自残。

自残的主要对象是手腕皮肤，不过很多人会避开袖口以外的部位，也有人会划大腿或者其他夏季衣服可以覆盖的部位。总之，每个人的原则有所不同，然而一旦脱离了这个自定的原则，就是最危险的瞬间。在药物过度服用状态、烂醉状态、压力过大状态或者多种危险因素的混合状态下，很可能难以控制平时的力度，造成损伤神经的严重事故。在生活中，并不是所有的事都是我们可以控制的。

接下来，我们谈一下自残的原始方式。自残分为徒手自残与使用工具的自残，还有很多患者会用牙齿撕咬自己，这种情况以撕咬指甲为主，他们的指甲比普通人短得多。此外，患者还有可能咬口腔内的部位、其他部位的皮肤等。

自残并不仅限于直接对自己造成危害的行为。故意让自己陷入危险状况的方法，称为"间接自残"。在冒险的玩乐过程中，有的人可能超出之前协商的行为，发生暴力或者感染性疾病，或者各种导致身体异常的行为。我们的生活中显然存在这种不断将自己推入危险状况的患者。在危险中产生快感，或者在不合理的情况下感受这种心情，全部都是自残的组成环节，很可能成为习惯。除了服药或者用刀片划伤皮肤，还有无数花样百出的自残行为。只要存在自残习惯，就随时可能做出伤害自己的行为。

人们有时还会通过自残发现并接近彼此，进行交流。在学校特别注意用衣服遮住手腕的朋友、炫耀不良行为的同时又难掩抑郁的朋友……这些人彼此察觉之后会互相靠近，或者因为某种不祥的语气而刻意远离。不过，他们又会感到好奇。"你也做这个吗？你为什么做呢？你用什么做呢？你做到什么程度了呢？"从这些琐碎的提问开始分享自残的方法，或者干脆一起自残。

有过类似经验的人就会知道，奇妙的稳定感与错位的同僚友谊，会使我们比独自自残的人走得更远。如今，我们甚至并不需要面对面，网络在线已经足够。

🐱 自残的人 🐱

自残只意味着肉体的损伤吗？可能大家都会回答"不是"。除了肉体损伤，对自己的心理损伤不予理会、不接受治疗等行为也可以包括在内。就算只在脑海里幻想自己死去、接受医治等，而实际并没有发生这种事情，这种生活与思考方式也很可能发展为自残。自残者是指通过自残来回应外部刺激的人。以这种方式分析与接纳外部刺激的患者，可能会随着时间流逝而脱离自残，也可能永远被束缚其中。

自残的理由多种多样，并不存在某种明确的解答。其实，自残属于感觉与情绪的领域，无法用语言描述或者进行数值化。以下是自残的部分原因：

* 惩罚：感觉未达到自己制订的标准时，通过自残进行自我惩罚。
* 确认：通过自残确认自己依然活着。
* 认为肉体是自己的下级：认为"自我"属于最底层时，假设"我的身体"更低级，以求"自我"的地位上升。
* 胁迫手段：在视自残为禁忌的关系与社会中，通过自残达成冲击效果。

> * 赌博：做得到还是做不到？能不能活下来？活下来有没有价值？……以自残的方式和自己打赌。
> * 上瘾：如果可以通过自残减少某种情绪，很可能会反复进行，并引发上瘾行为。上瘾的特征是，重复同一种行为并逐渐难以满足。
> * 消除：通过自残，升华自己无法面对的心情。
> * 控制：无法控制外部环境时，通过损伤自己的肢体获得满足，体验最基本的控制权。

　　没有戒掉自残的方法，只有不再自残的人。自残分为立刻见效的自残行为，以及长期积累、逐渐接近死亡的自残行为，只是后者看起来距离自残更加遥远而已。

　　过去，我将自残解释为"想要从这里到那里的愿望"。说得更详细一点，自残类似于从一种状态到另一种状态的欲望。因此，一旦接触自残，想要改变生活状态时，可能反复出现自残行为。对于自残者来说，世界是模糊的，分不清是想象还是现实，不确定是不是真实存在的物理世界。他们无法向任何人描述自己的自残，或许也难以被理解。因此，如果有一百个自残者，就会有一百种自残的方法，以及无数种引发自残的情绪。

　　不论从哪个角度，你都应该思考自己的自残行为并做个了结。你认为那是黑历史也好，过去式也罢，或者那依然是自己需要的手段，都必须好好思考自残行为，才能进入下一阶段。你是要选择继续自残，还是结束自残？

对我们所有人而言，在自残成功之前，首先存在一些不妥的行为。这些行为不足以称为"自残"，但又不能说是"正常状态"。这就是自残的起源与根基。就像患者追溯自己的精神病史，会归因于某个凄惨的童年场景一样，我们寻找初次自我伤害的坐标非常重要。在那里，你可能会找到初次自残的缘由。

再者，可以寻找并分析自己的自残行为是因为对什么成瘾，或是为了逃避什么。"这种欲求可以通过其他方法得到满足吗？"提出问题，并进行各种尝试。自己的视野越宽，了解的领域越广，越可以从更多的角度向自残提出质疑。自残是控制的欲望与小心翼翼地脱离控制的欲望之间的对抗，轻微的疑问可能会引发紧绷的自残事故。自残像是橡皮筋，刚开始非常紧绷、最为致命，时间久了，就会失去初期的弹力，逐渐难以带来满足感。

自残能够给予我的已经越来越少，于是逐渐远离了我的生活。这不能看作是彻底摆脱了伤害自己的想法。即便是现在，我也偶尔会认为自残是某种情况下的重要手段。只不过我的自残已经年老，那条皮筋现在已经变得疲软，出现了裂痕，用不了了。

如前所述，自残填充了身体与精神的裂缝。不过，自残越频繁，效果就会越减弱，最终毫无作用，只沦为行为的不断反复。到了这种境地，你就会自发地产生疑问：我是否真的在世界中制造了裂痕？还是不知不觉地坐在黑暗中，无限循环播放制造裂痕的视频？

　　我曾经写下这样一段文字：

　　"自残可以赋予你伤害自己的快感，让你在萎靡不振的日常赛跑中，换乘高速列车，甚至飞向天际。

　　然而，一旦登上这趟疯狂列车，你就只能一直奔向尽头，无法中途下车。

　　那种飞速前进的体验，极端刺激，变化无常，充满活力！

　　在铁路的尽头，列车依然会飞奔，一直到尽头的尽头，才会停下来。

　　然而，奔向尽头的不只是列车，还有我自己。"

第二十章

写给想要自杀的人

🐱 自杀的人 🐱

　　自杀或许是个人行为，但死亡属于所有人。并非所有的精神病患者都会尝试自杀，也不能说所有自杀的人都是精神病患者。不过，我们在这里讨论的是精神病患者的自杀与自杀未遂、自杀未遂之后的事情，以及自杀的精神病患者的身边人的故事。

　　如果你自杀了，从那一瞬间开始，你的故事就成了大家的所有物。所有人都会误解你。他们以好奇的名义，突然想要了解你，了解你的遗言内容、死亡原因与过程。这种状况可能会持续很长时间，或许是永远。有人相信可以找到关于你的真相，有人想要把你埋在记忆里，你只是存在于这两种人之间而已。

　　不论是本人亲自尝试还是看到他人尝试，不论是成功还是失败，自杀都会留下深深的空虚。患上严重而痛苦的疾病的人们，知道自杀所展现的危险的甜蜜。大多数人无数次模拟过自己以何种方式可以成功自杀。这个过程让我们逐渐熟悉自杀的概念，认为这不是一件什么了不起的事情。自杀不论何时发生、多么严重，永远会超出我们的想象。因此，我们会一直飘飘然地握着酒瓶，或者无限期地躲进被子里，还会毫不在意地举行自残聚会。你和疾病不是公平竞争，如果你有两只手，疾病就是千手观音，不断蹂躏你。自杀也不是一个公平的对手，比赛开始的瞬间，局势已经偏向了对方。无需多久，微小的自杀想法便会发展为强烈的自杀意念，层层叠叠，充满大脑，成为一种牢不可破的想法。

为什么会自杀呢？自杀之前的思维并不一定是原因所在。自杀的理由像密码，又像难以解读的古文，虽然有所记录，但重新阅读时又有种陌生感，似乎无法理解。自杀眨巴着双眼盘踞在那里，等待着你稍微失衡的瞬间。如果你因为奔涌的自杀意念而不断自残或者出现破坏性行为，就有必要尽早去医院接受治疗。

还有一个危险的自杀意念就是慢性自杀观念。比如，确定一个特定时间或者事件，制订明确的自杀计划。这样做的危险在于，不仅执行力强、成功率高，而且患者会彻底相信"死亡日程"并付诸行动。由于这种想法轻易不会向他人透露，所以时间越久，就越接近死亡。当计划向他人暴露并被阻止时，就像真的自杀过的人那样感到空虚，需要很长时间才能回归现实与社会。

自杀者的"隧道视野"，是指当事人认为自杀是唯一和最佳的选项。这也是严重抑郁症或者精神病患者的共同点。而且，这个逻辑过于理所当然，他们会认为只要给予最少的提示，其他人当然就会明白。他们没有明确说出口，却认为对方已经了解了自己的意思。但是，从他人的立场来看，会对这种突兀的话题感到慌张，对此表示疑问："你为什么自杀？就因为那个吗？"这种反应会使打算自杀的当事人感到挫败，再次下定决心自杀。结果，他们认为可以让自己得到理解的唯一方法只有死亡。此时，他们其实不可能意识到自己的思考方式存在问题，必须通过观察周围人的态度，体会到不和谐之处，才能发现自己的想法存在偏差。或者也可以先对其他人开口，确认自己的想法是否正常。

立即判断一个人是否存在自杀风险，可能是一件很困难的事情。因为就算患者处于严重的精神危机之中，甚至打算自杀，外表看来可能依然过着所谓的正常生活。有的当事人不会在自杀前把"想死"说出口。"想死"的心、自杀冲动状态，同样因人而异。有人会因为琐碎小事而决定自杀，有人即使别人说"那可怎么活"也不会考虑自杀。值得庆幸的是，考虑、尝试自杀，并不代表进入了自杀的世界。自杀尝试的严重性、后续影响、事后处理、意图和目的等，都会对当事人产生一定的影响。

而且就像其他精神病症状一样，自杀意念、冲动、突发行为等，会像暴雨天气引发的水位升高一样，越来越难以控制。因为自杀意念不再是自发萌芽，而是直接倾袭下来。这便是人们倾诉的自杀意念的第一个令人痛苦之处，被一些情不自禁的想法支配，焦虑不安。第二个令人痛苦之处来自慢性自杀意念。关于未来，除了自杀之外想象不到其他内容，自杀自然就成了日常生活的前提。不同于情绪强烈波动的第一种情况，第二种情况的当事人已经把所有的结论与自杀连接，对生活没有丝毫热爱之情。最不幸的是，还有人会同时感觉到这两种痛苦。

患者常常认为，自杀是一切问题的最佳解决办法。脱离社会与所属群体的人，人际关系遭到破坏，不断经历失败、康复无望，从他们的立场而言，回归社会成为"正常的一员"的要求十分荒唐。他们觉得这根本不可能，为什么别人就是不明白呢？想要自杀的当事人无法理解这一点。比起不确定地复活过去的苦难，他们认为自杀才是明智的选择。他们认为自己遇到的障碍不是暂时的，选择自杀是一个永久而合理的解决办法。

大家应该都听过这种说法：自杀是杀掉除了自己之外的所有人的行为。有人积极同意"自杀是他杀"的说法，有人认为自杀最终源于自己的意志，所以很难看作他杀。有人认为，或许自己的肉体寿命更长，但是人生必须在此结束。既然选择了死亡，这里就是寿命的尽头，所以应当称为"自然死亡"。很多人基本同意"自杀是病死"的说法，但其实任何人都无法明确定义这种死亡。究竟是与疾病做斗争的痛苦侵蚀了那个人，还是说自杀是他最后的反抗方式呢？总之，自杀是"自寻死路"，还是病死、他杀、自然死亡等各种说法，可能都是在尝试说明症状的某个方面，比如无奈、不可避免、慢性折磨、反抗受挫等。

然而，自杀终究是自杀。

对于深受精神病折磨的患者而言，自杀的意义不能简单局限于自己结束人生。对有的人来说，自杀是守护自己尊严的最后堡垒；对另一些人来说，自杀是自己终于向精神病跪下的某种战败宣言。问题是，无论是通过自杀品尝到胜利快感的人，还是感受到失败悲伤的人，都已经不复存在。由于可以决定自杀成败的当事人已经不存在，就算把自杀分为成功与失败，赋予再多意义，生命也已经无可挽回。

自己脑袋里的自杀意念已经够折磨人了，患者还会频繁接触各种形态的自杀行为，愈发感到疲惫。假如身边的人、合住的人、家庭成员等周围的人不断试图自杀或表现出自杀征兆，而本人的状态也与此类似，状况就会变得更加严重。想要尽快结束这种状况，就要通过住院等方式，尽快脱离泥潭。住院涉及费用问题，自杀高危群体中的很多人难以接受适当的治疗。尤其值得注意的是，当想自杀的人们彼此依靠，问题会变得更大，引发恶性循环的事例也不少。慢性自杀意念者所组成的群体，对自杀的抵抗力十分脆弱，很容易彼此传染，快速互相影响。

不过，不能因为某个群体的成员们有过自杀意念，就判定为那个群体一定对患者有害。成员们经常交流自己的自杀意念，反而可以看作轻松分享日常状态的一种经验。自杀主题就像讨论今天吃什么饭一样，自然而然地脱口而出，成员之间交流的自杀意念与信息，不会对彼此造成什么危害。当然，这终究还是更接近于一种权宜之计。如果交流超出适当的范围，自杀意念泛滥成灾，缺乏群体内部无法解决的物理、财政支持，当事人的意志就会像沙堡一样坍塌。因此，必须具备可以提供帮助的外部人员，以对应各种突发状况。请尽量避免在关系亲密却不善于解决危机的群体中解决全部问题，否则，你不仅会受到致命的影响，也会做出致命的行为。

为了控制自杀，我们都必须厚脸皮一点。由于自杀具备很强大的引力，人们如果跟随其笛声行动，就会不断死去。自杀意念没有形态，但是为了防止像凝视火光一样凝视其氛围和感觉，需要做出适当的妥协。年复一年，自杀思维已经像另一种人格般与我们互动。应对自杀思维的合适方法有很多，探索自杀便是其中之一。从自杀是谁杀谁的根源提问，到死后遗产分配的最现实部分，可探索的问题范围很广。讽刺的是，在对自杀进行各种提问与解答的同时，我们的生活依然在继续。

自杀思维极其严重时，患者还会考虑写遗言。有的遗言索然无味，有的字字句句催人泪下。有留给家人、恋人或者朋友的，也有关于自己的物品处理，什么东西可以丢掉，什么东西不要丢掉等。很多考虑自杀的患者看不到自杀之外的事情，这可以理解。但希望大家不要忘记，只要生而为人，你都会对其他人、事、物造成一定的影响。

遗憾的是，即使想自杀的人倾诉自己的这种痛苦，周围的人也可能并不会理解，还会反问："你为什么想自杀？"不过，就算成绩很好，考上了名校，也有工作，业绩不错，正在恋爱，家庭关系和谐，经济状况良好，想死的人还是会想死。即，就算一切顺心如意，自杀意念也完全可能潜入我们的生活。不论我们怎么做，自杀意念都不会消失。

因此，承受自杀痛苦的精神病患者们，就算是为了自己，也要了解一些表达想死之心的规则。首先，不论是医生、附近的人还是关系较远的人，都不可能完全理解你想自杀的心思，你必须明白这一点。很多精神病患者尝试分析自己的疾病、心情、症状，有时会找到关键的表达，不过大多难以找到恰当的词句来形容。自杀意念也是如此。刚开始时清楚地记得开始的理由，随着时间的流逝，自杀意念通常会变得与最初的理由无关。此时，重要的不是多么想死，或者是否能精准表达，而是接受医护人员的合理应急治疗。"我想死。""我好像会死。"如果平时去精神科，绝对不要进行这种表达，只有罗列出具体的症状、情况、自己的反应等，才有助于医生的理解。

有人可能会反问：患者还要苦恼医生是否理解自己吗？不过，我们经常在社交媒体上看到网友云淡风轻地说出"想死"，却很难猜出其严重程度。"想死"已经成为当今社会的一种巨大而模糊的潮流，越来越多的人哀叹着"想死"。其中，有人确认自己的痛苦属于某种社会潮流，因而逐渐好转，也有人在自己的自杀意念被解读为"随大流"时，情况更加恶化。在此，我想谈谈后者，并提供一点帮助。

患者可以对医生传达的信息有很多，比如："想死"的想法在何时出现，白天还是晚上，在有人的地方是能忘记还是更加恶化，在家里还是工作场所、户外、公共场合、公共交通工具等特定场所会变得更严重，以何种形式延续自杀的想法，只是一种冲动还是必须用行动表现出来，是否会令自己变得无力，自杀的频度与持续时间如何，需要以什么行动取代，这是不是让自己被动死去的行为等。如果及时对思维障碍进行治疗，可以产生很好的效果。如果从小就有自杀意念，且近来急剧出现其他关于自杀的症状、想要尝试冲动行为，就可以接受特定时期的合理治疗。

时间是自杀意念的最大对手。时间会引发变数，原有的自杀意念的形态也会由此逐渐发生改变。自杀意念主要在晚上睡觉之前达到顶峰。如果自杀意念很严重，可以拨打求助热线。有时并不会获得什么帮助，不过最好至少尝试五个求助热线再做决定。偶尔在咨询结束之后，对方还会帮忙介绍心理咨询医生或者地区精神健康中心。不过，受自杀意念折磨的患者大多渴望尽快改变心情，但是住院时获取信息并不容易，愿望也难以得到满足。尽管如此，电话咨询依然值得尝试，不能丝毫不抱期望。

自杀意念波动剧烈的情况大多出现在晚间，此时一般去不了精神科。有两个替代选择：去大型医院的急诊室住院，或者拨打急救电话。如果居住在小城市，不确定周围有没有全天24小时接诊的大型医院，至少可以先去设有急诊室的医院注射镇静剂。但问题是，去急诊室住院，情况并不会立刻转好。你必须等待，而等待是精神病患者们最难做到的事情。就其特性而言，急诊室并不会永远对自杀高危患者表现出亲切的态度。有自杀意念的患者大多在预约诊疗之后逃离。就算去了急诊室，也要首先接受基本的应急医学诊疗，然后等待精神科医生的诊断，并接受治疗。然而患者通常想要快速处理，无法忍受现在的状态，从而产生极大的心理压力。如果因为过度自残、自杀未遂等来到急诊室，也必须经过数道程序，才能被安排接受住院治疗。

如果可以耐心等待，急诊室是一个不错的选择。但是，诊疗费和药费加起来并不便宜，再加上去医院的打车费，这些都要考虑。躺在医院的病床上，打一针劳拉西泮，可以对自杀意念严重的患者起到镇定作用。再者，可以离开诱发自杀的场所，在其他环境中休息，从这一点来说，对于有的患者而言，看急诊的效果非常好。

通常而言，自杀成功的偶然因素更大。一心自杀的患者很少，对于多数患者来说，自杀的征兆、紧急信号、自杀计划等各种因素往往互相交错。很多人还会表示疑问：我的死亡为什么是错误的？他们非常确信自己必须死去，但他们的思维已经扭曲，很难向他人说明自己死亡的必要性。

我认为，患者之所以想死，都有合理的原因。不过，对自己来说合理，其他人未必也会如此解读。患者自己非常确信自杀的理由，鼓起勇气说出来，他人却当作开玩笑，认为并不严重，患者可能会伤心。我在严重的自杀尝试之后，才明白我的信号完全未能传达出去，感觉自己被他人严重背叛，于是不断地大喊："我说过了，说过了！"

自杀未遂之后，当事人会到达一个奇怪的空间。然后，他们就会明白：无论是为了获得某种结束而跳桥，或者为了结束自己的痛苦而吞下致死量的药丸，当你活了下来并回头看的时候，会发现这个世界和以前一样没有发生任何改变，你却无法成为过去的自己。

很久以前，我在大学时期申请病休之后住院，学籍中留下了抑郁症的记录。我感觉自己未来的机会因此被抹掉了一部分。

当然，这是一个妥当的选择。因为疾病若不康复，肯定就会恶化。但是，后来将此事告诉熟知大企业人事管理的朋友时，他笑着说："没人会调查那些事情。"当时，我终于放下了心中长久以来的恐惧，和他一起笑了起来。所以，我并不是说自杀一定会夺走我们的未来，而是恐惧的想象会把未来拉近，近到那种痛苦仿佛就在我们眼前。与自杀为伴的我们，思考能力被压缩，每时每刻承受着极度的痛苦，且预期这种痛苦会在未来长期存在。我认为，因为未来必须承受更加沉重的痛苦而选择自杀的人，其比例高于因为过往的痛苦而自杀的人。

那么，最终尝试自杀之后，我什么也没有失去吗？所有一切都会恢复正常吗？在医院被监禁了几个月之后，我重新找到工作，再次回到首尔的家中居住，有了职业，家人给了很多钱，和家人的关系也变好了，所以一切都没有问题了吗？不是。我在尝试自杀的"那天"，就支付了以后可以度过的很多时间，放弃了一些东西。我所抛弃的那个"我"，还会在我的人生中继续徘徊。我的一部分停留在那天、那个时间，生活在那个地方。我偶尔会产生这种想法。不是经常，也不是有意为之，但那种念头不断闪过，我就会看到尝试自杀的自己的脸。我不觉得抱歉，也不觉得自己犯下了什么罪过，却也无法将此看作一个合理的选择。如此复杂的心境，必然会渗透到"那天"之后的时间。我戴着标有年龄、性别、姓名的手环，许久没有醒来。我在挂着吊瓶的病床上翻滚、起身，躲着护士、监护人、警卫人员，偷偷在医院外面抽烟。我心想："不如这么逃走吧？"但是，我无法逃离那里。我告

225

诉过朋友们自杀的事情，却只是像开玩笑一样，说得非常轻松。我把过往的人生交给选择了死亡的自己，然后离开了。

后来我才知道，我失去的不是过去的生活，而是未来的时间。我递给"那天"多少，便失去了多少。这恐惧并不只是我的想象。想自杀的人，应该会有很多想要消除的东西。从自己开始，到特定的时间，某个事实或者记忆等。不过，最终消除的只有自己。因此，即使活下来，也无法和过去一样生活。过去的那个自己，永远留在了那里。

🐱 哀悼的人 🐱

尽管已经自杀的当事人并不知道，但一个人自杀之后，会有各种流言不断传播、发酵。人们会好奇他为什么自杀，想知道他是怎么死的，想寻找他自杀的责任所在，指控其自杀的催化剂。人们还想知道死者的遗言，并追踪他的童年。他们说，这是为了寻找真相。但是，如此寻找的真相，真的是真相吗？可以得到确认吗？确认之后，又会怎么样呢？任何事情都无法成为真相，对于死者而言，什么也无法确认。尝试自杀的人感到混乱，周围的人也会受到影响。我们是精神病患者，同时也可能是精神病患者的朋友或者家人，我们必然会经历某人的自杀，或者已经有过这种经历。对方可能是网友，也可能是家人，或者同居的恋人。

自杀而死不同于普通死亡。如果有人患上癌症，健康状况恶化，那个人的思维不会引发社会的关注，人们会为他举行普通的葬礼。但自杀就像是死亡的突然变异，人们会对事实遮遮掩掩，仓促举办葬礼之后便不再提起当事人和他的死亡。因此，稍微过了一段时间之后，就再也无人提起那个人，似乎他未曾存在过。

　　自杀者的葬礼也可能十分混乱。某人自杀之后，如果可以参加他的葬礼，我建议参加。因为就算是人为的仪式，也是可以送亡者最后一程的社会性仪式。葬礼之后，便不再存在能够谈论他的死亡的社会性场合。如果自杀的当事人是与父母严重反目的精神病患者，父母的埋怨可能转嫁到朋友身上。如果迫不得已无法参加葬礼，朋友们可以选个日期，聚在一起悼念。是否有人可以分享自杀主题，会产生很大的差别。独自哀悼，意味着你要独自守护对自杀者的心意，想象着关于那个人的拼图逐渐错位、消散，熟悉的场景、共同度过的时光片段被卷走，一起愉快分享的故事、微笑的瞬间、安静度过的时间，全部慢慢被侵蚀，像褪色似的，慢慢被稀释。一个人，哪怕有一个人可以与你分享对于死亡的记忆，也会有很大帮助。

　　听到某人自杀的消息却不能参加悼念仪式，所以无法确认他是否真的已经死去，这可能会使人产生一种非现实感。此时，不要觉得应该立即追踪那个人的思维，了解他在何时何地死去，事情的前因后果与真伪，不如交给时间，在自己想要确认时再去了解。不必第一时间考虑这些事，让自己伤心，而是以自己的接受程度为准。不论是哪种死亡，接受现实所需要的时间和方法，都是因人而异的。

如果自杀者处于非常恶劣的环境中，或者精神病真的非常严重，你在他身边看到过他痛苦的样子，反而会对他的死去感到安慰，或者认为那是一种幸运。这并不是一种错误或者病态的想法，而是一种自然而然的感受。平常哀悼的五个阶段并不是必须遵循的标准。不要自责，可以与共同的朋友聊聊自杀者，也可以看看死者的伤痛，更好地面对自己的人生。

　　听到身边有人死了，而且是自杀，这个消息对于怀有自杀意念或者曾经考虑过自杀的精神病患者而言，可能会成为自杀意念突然加重的原因。在这种情况下，我建议一定要先考虑自己，去精神科接受诊疗，服用相关药物。此外，尽量避开可能会受刺激的场所，和其他朋友保持联络。否则，过了一段时间，自己做好诉说的准备时，却会发现周围没有倾诉对象。不要试图一下子消除自己的记忆，而是要慢慢忘记，和自杀者的朋友们一起聊聊，讲述各种关于他的故事，共同经历负罪感、悲伤等，这种时间非常必要。"那个人就是这样吧？"一起回想过往、一起开玩笑、一起笑出来，确认过去确实存在过的事情，有助于心理康复。

　　自杀者的忌日或者生日来临时，可能会引发精神病发作、产生自杀意念或者实际的自杀尝试等。在这个日期前后，可以提前去医院咨询诊疗，和朋友们见面谈心，做好经历悲伤的准备。在忌日那天，举行一个简单素雅的追悼会也很不错。

　　如果身边有人或者你自己因为以下缘由想自杀，不妨重新考虑以下问题：（1）如果我死了，父母会反省过去吗？（2）如果我死了，加害者会自我反省吗？（3）如果我死了，离开我的恋人会后悔吗？

曾经对你施暴的父母绝对不会反省，反而会转嫁责任，折磨并埋怨你生前的朋友，甚至否认你的自杀。对你施暴的这些人不会有任何负罪感或者良心自责，反而睡得非常安稳。离开你的人不会后悔，而是会认为幸亏自己走得早。如果你自杀了，你所珍惜的所有，包括物品、记录、宠物等，都会被处理得乱七八糟，还会有人像鬣狗一样结伴偷走你的东西，随意处理掉你的痕迹。你的遗书未得到公证，所以没有人会遵守。你的意志，你追求的价值、目标、意见、名誉、经历等，再也无法与这个世界上的任何人、任何事物产生任何互动。

最后，我还要再补充一点。如果长期心存自杀意念，可能会有以下感受：对 A 状态感到不适，想快速转换为另一种心情 B。在这个过程中，患者十分焦急不安，迫不及待地想要转换心情。这是与自杀冲动斗争的自然反应。这种喷涌而出的自杀冲动，渴望快速、立刻实现一切。因为想要快速解决问题，所以在解决矛盾之后又会制造一些新的难以解决的矛盾。

如果你的性情变得从容，心态变得平和，自杀意念就无法像以前那样发挥其强烈、快速的控制力。这种心态可能来自人际关系，也可能是经历风波之后的领悟，或者药物治疗的效果，让状态得以缓和与维持。

自杀意念像天使一样飞来，它可以理解我的痛苦。不过，假如只有死了才能证明自己的痛苦，那就有必要看清楚，只有自杀意念与自己结成共谋，才能完成这种怪异的实验。总有一天，你会找到不必自杀也能活下去的方法，也会具备这种条件与环境。总有一天，即使自杀的想法经常出现，你也不会在意，而是一切如常。为了让这样的时刻来临，从现在开始，做一个能安然坐在江边看风景的人吧。一起坐在江边，欣赏那些鸭子是如何避开险滩，在平静的水域浮游吧。

第二十一章

两个患者的"孤岛恋爱"

我在自己的国家不被理解

所以去了孤岛

在暗礁海滩 恋人陪伴着我

恋人是我的岛

只有在这里 我才能生存

    有一天，你开始恋爱了。恋爱是一个开始，时间、空间、情感、疾病，一切都只属于你们两个人。

    恋爱初期，尽管我们也会本能地感觉到对方的缺点，但爱情比理智发展得更快。就算一开始不是爱情，同情、安慰以及一些无法明确定义的情感，也可以促进恋爱的开始。我们搞不清是哪种信念让自己迈出脚步。不确定的未来、疾病带来的痛苦、与家人的矛盾、经济问题，尤其是精神病这个暗礁海滩，都会成为恋爱的起点。不安的两个人在海里游荡的尽头，就是孤岛。

孤岛恋爱由简单的公式开始。孤岛恋爱者的特征之一是，拥有不幸的过去或者难以得到理解的痛苦。在成长过程中经历过家庭暴力、集体孤立等人际关系难关的人，常常迫切想要摆脱家庭、同龄人或者原有环境的人。自己的疾病或者身份认同等不符合"社会普遍标准"，为了避免外界的排斥而必须不断表达自己的人，渴望有个人可以接受"我的伤口、我的与众不同之处，以及真正的我"。他们尝试离开原来的场所，终于成功进入新环境或者新集体时，相信自己可以在这个崭新的地方展现真正的自我。长期孤单的人，遇到像自己一样受伤的人，很容易被吸引。他们一起分享生活中无法向他人提起的过往痛苦记忆，愈发团结一心，逐渐发展为他人难以理解和触碰的某种关系。不安的两个人的相遇，时常会引发剧烈的排他性悲剧。不过，恋爱初期，当事人却无法意识到这是一种孤岛恋爱。因为普通恋爱与我们所说的孤岛恋爱的差别微乎其微。

一个人陷入热恋，会疏忽周围的人，只注意恋人，在恋人的空间中生活，发生亲密关系。不过，热情期过去之后，一般会再次和朋友们打成一片，或者恢复之前的工作与社会生活状态。

然而，孤岛恋爱并不是这样的进程。孤岛恋爱十分悲壮，似乎会拥有对方的一切，牢记对方的每一个细节，仿佛自己是这个人最后的支撑。在这个过程中产生的各种外部矛盾因素，反而会促使恋爱更加火热。比如，学生反复休学、失业、与父母反目、失去经济来源等，这些外部难关会促使孤岛恋爱的当事人之间的关系更加紧密，并且开始单方面或者双方面的依赖。"我只需要你。""尽管如此，只要有你就够了。"就算不是依赖，这些观念已经是孤岛恋爱切实开始的证据。

他们已经熟悉不幸，被孤立并不会对他们造成致命打击。不过，如果有人带着善意走向自己，他们就会感到慌张，不断犯错。他们很难处理各种人际关系与感情线，必然会在恋爱中横冲直撞。开始孤岛恋爱之后，他们对自己的爱感到不确定，也会对他人给予的爱感到不安，心存质疑。他们在爱与不爱的情绪波动中起伏不定。问题是，过度的精神刺激会让孤岛恋爱的两个人产生极大的压力，因此可能会出现疾病症状、使得症状加重，或者引发不安。更大的问题是，即使在这种情况下，孤岛恋爱者们也认为自己可以独立解决这些问题。

🐱 同时恶化的不健康模式 🐱

其实，精神病患者的孤岛恋爱并不显露在表面，周围的人会把我们的安静生活解读为"过得不错"。这种关系结合之初，是以"只有在这里才能彼此分享伤痛"为前提。就算不是恋爱关系，也很难放弃这种安适，再次去往孤立自己的外部世界。由于身份认同彼此连结、相互依存，放弃孤岛恋爱很快会演变为抛弃自己的身份认同，因此他们必然努力做到不分手。

进行孤岛恋爱的精神病患者一定会出现异常思维，包括曲解对方的心情或者心意，然后引发自杀、结伴自杀想法，或者产生幻觉等精神病性症状。

轮番自残也很频繁。例如，以下这种发展也很常见：A 切割自残之后去了医院—伴侣 B 药物自残陷入昏迷，表示不想看到这一幕—A 在公共场合进行更加严重的自残，或者由于躁郁症发作而借私贷，准备大手大脚消费之后自杀—B 精神病、躁狂发作—失业、结伴自杀、三个月闭门不出。这样的孤岛恋爱剧情无穷无尽，每个环节都很痛苦。他们认为自己是彼此的专家，认真分析并了解所有问题行为的脉络与缘由。所以，就算陷入严重的危机状况，他们也认为两个人可以解决。然而，这是一种显而易见的错觉。

孤岛恋爱的特征如下：

同居 同居是孤岛恋爱的特征与核心。两人同居的家，是一个具有物理性实体的孤岛。找房子、购置家具、一起组装家具、一起选床、收拾凌乱的房间、一起吃饭、衣服混穿等，在家里可以做很多事。有时只是维持生活已经足够吃力，家与日常生活、家与生计，会渗入两人关系的最深处。而且，一起生活，彼此熟悉的领域增多，就会恍惚地产生"只有我了解对方"的想法。

社会关系断裂 孤岛恋爱像是被社会孤立的人奔向进一步的被孤立。社会关系的断绝可能是双方都有的状况，也可能是单方。孤岛恋爱的双方同时断绝社会交流时，最容易走向毁灭。关系结束时，孤岛恋爱的一方无法向他人分享在孤岛恋爱期间经历的一切。既没有可以分享的朋友，也没有共同认识的人，所以至今的恋爱关系的信息、对方的故事只能成为过往，很难与其他人分享。孤岛恋爱本身就是孤岛恋爱者的全部，只能在两人之间分享。一旦恢复新的社会关系，即使想要分享过往，谈论起那些跌宕起伏的经历，以及孤岛恋爱的经验对自己的影响，只会感到茫然。恋爱结束了，自己却什么也没有留下，无人认识自己，也无法证明过去曾发生的一切，因而感到十分痛苦。

单方面经济依赖 经济依赖在孤岛恋爱中很常见。例如，A 将从父母那里拿到的钱都给了 B，双方可以支配的钱很少，所以一直持续着贫困状态。房租依赖单方的情况很普遍，生活费也一样。我还曾经见过有工作的一方给另一方零花钱。就算不给钱，也会出现某一方买烟、买菜，紧急情况下还会帮忙交税等，费用支出全部由某一方负责。那么，依赖的一方会怎样呢？他们因为责任感和负债感而痛苦不堪：不是改善家庭环境或者进行生产活动，而是拼命证明自己对现有的经济依赖充分感到责任感与负债感，似乎主张着自己在这段关系中的清白。

宠物 称其为"宠物"，而不是"伴侣动物"，是有原因的。因为孤岛恋爱时两个人居住的空间中饲养的动物不是"伴侣"动物，而是维持关系、调节气氛的手段。当然，这并不是说孤岛恋爱者故意把动物当作改善关系的工具。显而易见的是，饲养小动物是一种扭转恋爱关系的方法。孤岛恋爱也一样，双方陷入倦怠期或者关系止步不前时就会养一只小动物。"小动物"进入了"孤岛"，双方就有了"监护人"或者"养育人"的新角色，增强了对"家人"的责任感与献身精神，这显然巩固了恋爱关系。

成瘾症 在孤岛恋爱中，一位吸烟者很容易发展为两位吸烟

235

者；一位酒瘾患者可能导致双方共同酗酒，因为上瘾会传染。如果某一方进行破坏性行为，另一方也会随之进行，像滚雪球一样，越滚越大。最应当注意的成瘾症是酗酒。除此之外，药物滥用也频繁发生。例如，为了一起入睡（准确地说，如果某一方先睡着，另一方感觉无法忍受），某一方可能会过度服用药物导致药物成瘾。

病症的共同进化 抑郁症、躁郁症或其他精神疾病、身体疾病等都会加速发展。在孤岛恋爱过度密切的生活中，很容易发生矛盾，从而转化为精神压力，自然就会刺激患者的既有病症。在孤岛恋爱中，如果某一方生病，另一方就是指定的监护人，必须牺牲自己的全部生活来照顾病人。但是，对于快速进化的病症，应当首先积极进行医疗介入，接受治疗，寻求"监护人"的照顾是第二位。精神病患者容易同时发作的甲状腺问题、肾上腺问题、炎症性疾病与自身免疫性疾病、激素问题等，都必须自己长期管理，其他人无法插手。孤岛恋爱的对方以"监护人"自居，贴身照顾，亲切热情，更接近于一种为了让对方依存自己的巧妙操纵手段。

共生 共生关系是一种病态的关系，也是一种失衡的相互依存状态。当事人不顾这段关系所引发的痛苦，依然认为"（生病的）那个人没有我就活不下去"。乍一看与责任感很相似，其实有很大不同。如果换成"我不能失去（生病的）那个人，否则就活不下去"的说法，可能更坦诚。A 有缺点和不足，B 却在身边包容、帮助 A。B 之所以必须留下来，自有缘由。因为 B 的陪伴，

A 会时时想起自己的缺点，却难以下决心改变。所以，A 虽然产生负罪感与自责心理，却希望 B 接受与包容自己、继续留在自己身边。当 A 需要 B 的时候，B 也同样实现了自己在关系中的需求。

自残与危险行为 自残、危险行为、暴力是孤岛恋爱中的常见事件。在关系极度不和的情况下，还会出现类似于自残的自我伤害、摔东西、语言暴力、大喊、推搡、性暴力等行为。这种行为并非单方面发生。暴力有攻就有防，争吵过后，某一方可能会尝试自杀，另一方则通过自杀表达绝望等，各种折腾，想要给对方致命一击。不过，如果此后感情稳定下来，孤岛恋爱者又会面对面认真分析这种行为的原因。只要找到了原因所在，就算是暴力行为也会容忍，戏剧性地和好。

自杀 孤岛恋爱可能会走向自杀。由于某一方的自杀或者仅次于自杀的行为，情况发生改变，孤岛恋爱者们终于得以解脱。几乎不存在通过对话沟通、和平结束这段恋爱的情况。在孤岛恋爱中，自杀是一张影响力极大的牌，暗示着"他会永远记得我"，"我再也不折磨你了"之类的含义。不过，有一点十分确定，如果有人死了，不论别人多么了解生前的他，也绝对无法理解死亡的意义。如果一个人死了，另一人就无法向那个熟悉的人提问，只能推测，从而陷入绝望。因为在孤岛恋爱中，两个人建立了绝对孤立的关系，对任何人也无法倾诉岛上的共处时光，还会对那段记忆产生怀疑，失去记忆的物理性证据，导致无法确认。留下的这个人会受到很大的伤害，长期陷入自我认知混乱、记忆混沌与哀悼之中，难以开始下一段关系。

🐱 孤岛恋爱关系的处理方式 🐱

事物内部的腐烂，外表常常并不显示出来。如果不注意，很难发现身边的孤岛恋爱的进展过程。而且，孤岛恋爱中的两个当事人就算一直存在情绪虐待、暴力、心理操纵、自残等，在社会中也不会表现出来。还有，如果你发现有朋友陷入了孤岛恋爱的困境，想要拯救对方，可能对方也并不接受帮助与劝告，更不会照做。孤岛恋爱者就算知道这段关系存在问题，通常也不会分手。有的情况下，当外界放任两个当事人自己解决问题时，还有可能引发惨剧。

对孤岛恋爱的当事人提出建议，比如"赶快分手""别管他死活，你赶紧跑""为什么不分手（列举必须分手的理由）""（猜测因为孤岛恋爱已经遭受了多少损失）你看，这还不够吗"，都不会有任何作用。原因如下：第一，孤岛恋爱当事人已经知道这些；第二，他们甘愿承受这些；第三，他们已经对忍受这一切的痛苦感到麻木。就算听了别人的劝说，也会因为离别而感到绝望，很快再次见面，或者在绝望中进行严重自残、自杀尝试等，思维与行动体系遭到破坏。此外，还会引发后遗症，比如在挫折、绝望中出现严重的情绪起伏等。

可以与外界对话的孤岛恋爱者会审视自己的关系，尝试解决当前问题，探索未来计划。首先必须符合以下两个条件，才有可能得出有意义的结果。第一，双方都知道关系的问题所在，并且愿意探索。第二，彼此都了解"如果你不死，我就会死"这种情况的严重性。最好在满足这两个条件的状态下再着手准备解决问题。由于两个人的居住空间已经处于这段关系的扭曲影响力之下，所以建议在外面见面讨论。

必须注意的是，不要计较是谁的错、谁的影响，也不要作任何指责。只需要回顾恋爱期间的事件，把握行为的因果关系。谈论感情可能会引发争吵，所以应当对实际发生过的事件进行客观陈述（例如，2018 年 4 月 5 日争吵过后，A 拿起菜刀、B 拿起黄油刀自残，第二天分别缝了四针、十针，去医院花了五万韩元，B 支付了这笔费用，A 和 B 都在左手腕留下了瘢痕），然后记录双方对那些事件的感受，并进行比较。如果情绪变得激动，就要休息一下。可以彼此交换阅读，但是不要做出任何评价。通过这个活动，可以了解"我们在一起时做了这些事""这里有问题"，并分析"为什么我们依然愿意在一起""为什么必须在一起"。还可以以此为基础，要求分手或者协议分手。

如果裂痕很深，做不到以上这些，则需要第三者的协助。孤岛恋爱的当事人一般只接受自己可以接受的行为、自认为可以做到的低要求建议，所以无法判断危机状况的轻重。而且，他们会认为"在孤岛恋爱中的一切都是注定的，每件事都事出有因"，所以会理直气壮地歪曲原因与结果。因此，进行孤岛恋爱的人们很难自发离开对方、各自过自己的生活。不过，如果关系中存在明显的暴力，甚至彼此施暴，则必须严肃对待，尽快寻求外界帮助，找到解决方案。

孤岛恋爱只是关系中的一种形态，而不是一涉足就必然以死亡告终的致命陷阱。我们在生活中所遇到的其他关系也可能具备孤岛恋爱的属性，所以很难把过错完全推到某一方身上。

　　孤岛恋爱想要以稳定的状态继续，必须有一方维持平衡，对孤岛进行运营。所谓平衡，如前所述，可以是价值观的确信或者经济方面的游刃有余，也可以是获得了提供帮助的关系网或者可以有效控制精神病的混乱状态。只有实现这种状态才能维持关系。否则，在双方完全彼此依赖的情况下，孤岛恋爱会走向彼此伤害和关系破裂。

　　如果你生活中的很多领域不稳定，只能在孤岛恋爱中实现自我，而且感到对方已经对这种依赖而感到厌倦，那你自己也会明白必须分手。不过，在孤岛恋爱的孤立状态下，也可能会产生"我要自杀，给你自由"之类的想法。问题就在于这种态度：认为自己的行为、思维，自己惹出的麻烦都不算什么，自我也没有价值，只要消失就行了。我并不抗拒或者反对孤岛恋爱，因为孤岛恋爱是"自然而然"发生的。不过，认为自己什么都不是，只能存在于这段恋爱之中，并引发极端行为等，这种思维应当改变。只有这样，才能维持现在或者未来的关系。

　　正在进行孤岛恋爱的你，可能会认为分手生不如死。你可能会说，如果没有这个人，自己会非常孤单，还是待在当前的孤岛好一些。在孤岛恋爱中，每个瞬间都要做出选择、决定与判断。

我们每次做出草率的选择时，就会在孤岛恋爱的困境中越陷越深。越是闭口不言、保持安静、回避、害怕矛盾，情况就越会逐渐变得严重。我的建议是，如果想走出孤岛恋爱，一定要做出艰难的选择，下定痛苦的决心。只有这样，才能脱离仅有二人的孤岛，开启新的世界。

第二十二章

父母与医生：
一无所知，无所不知

我们决定对精神病采取措施，苦恼着要不要去医院；终于鼓起勇气去了医院，却不知道到底有什么效果。

如果去医院就诊、吃药的行为遭遇障碍，或者认为治疗没有效果，不信任医生和药物，只会增加治疗的难度。坚持治疗非常重要，需要各种帮助。所以，如果想维持生活，渴望恢复健康，我们需要具备一些必要的条件。即，患者身边需要有能够提供心理、经济支持的父母（监护人），有能够提供治疗的医生（或其他治疗者），并且与他们保持良好的关系。

🐱 如果可以更加了解 🐱

我们努力向医生倾诉一切可以为自己的病症提供线索的信息，

或者，本打算隐瞒病症却在与医生的谈话中暴露，决定向医生保密却在某天无意中说了出来。总之，医生坐在那里，听着我们的故事，听着我们铺天盖地的信息。医生问了一句"过得怎么样"，于是在接下来的十多分钟时间里，你的倾诉像打开了闸门的洪水：自己的成绩状况、性别认知、童年时期至今的生活经历、家人的状况、朋友的故事、经历的暴力、恋爱故事、可以定义自己的事件、学校或职场情况、工作强度如何、休息时做什么……有时说出这些会感到十分轻松，有时也会犹豫某件事是否能说。

我第一次去精神科时，总觉得时间不够用。除了开处方，我以为还要向医生倾诉发生在自己身上的各种事件以求理解。因为我相信，医生知道得越多，就会越理解我。当时年轻气盛的我详细讲述了自己那段陈腐的三角恋，把事件当事人 A 与 B 都做了什么，以及自己的感受都告诉了医生。

每次诊疗结束之后，总是有种意犹未尽的感觉。比如，总是会后知后觉地想起有些事件关联必须进行说明，或者自己已经受此影响、八个多月没睡好的事实。当然了，下次进入诊疗室坐在椅子上，立刻又会忘记想说的话，回家之后才会想起。

如果话没说完，强忍着离开诊室，经常会在回家的路上徘徊不定。当时我不知道自己拿到了什么药物、这些药物有什么效果，花了很长时间搜索药物信息。后来发现，医生开的主要是起到助眠和镇定作用的安立眠和劳拉西泮，在连续几个月反复呈现抑郁症状之后，又添加了抗抑郁药。我以为只要药盒上带三个方形标识的就是百忧解，后来才知道那三个方形标识不是百忧解，而是制药公司的标识。"百忧解"和"思高透明胶"一样是商品名称，其成分名称为"氟西汀"。

总之，我的病情在那年一发不可收拾，因病缺勤严重导致休学。为了填写休学材料，我要提供自残或者自杀证据、精神科医生的诊断书等。我去就诊的医院申请诊疗记录，对方给了我几张线圈本那样的纸。上面真的什么都没有。我连续几天倾诉了自己的爱恨情仇，诊疗记录里却只是"概括地"写了几句"人际关系有问题""惊恐发作"。看到这些的瞬间，我努力对那位医生构建的好感与信任全部消失得无影无踪。

断药两年左右，我去了附近的一所新医院。刚开始，对严重自残的想象是我需要解决的问题，医生开具了针对抑郁症与"非抑郁状态（我的躁狂难以客观定义为什么阶段）"的药物处方。

我总是感觉治疗得不到期待之中的效果。因为无论怎么表达自己现在的某种症状很严重，也得不到满意的药物处方。与之前不同的是，药物信息搜索系统用起来更加方便，可以立刻确认医生添加或者减少了什么药物。

尽管如此，对医生说出"我吃的药似乎没有什么效果，不太满意"，依然花了很长时间。各位应该也都有过这种经历：进入诊疗室之前考虑好了各种需要说明的信息，进入诊疗室坐在椅子上，只要听到医生问"过得怎么样"，瞬间就会全部忘记，乱说一气。等到关上门、拿到处方笺的时候，才会意识到想说的话没说。总感觉有很多话想告诉医生，却很难用语言表达。

次年，由于自杀意念过于严重，我去了大医院的精神科，加大了药量，症状有所好转，不再认为自杀是"自然而然的事情"。这一次，我没有率先向医生说明自己是一个什么样的人、有过什么样的生活经历。不是冗长地回答"过得怎么样"，而是简单描述了症状。病情严重到很难详细说明，只提供有限的信息反而非常有用，此后便养成了以这种方式和医生谈话的习惯。不过，由于大医院费用极其昂贵，这个实验未能继续下去。

因为费用问题，我再次回到以前的精神科医生面前，吐露了当时的各种关系、学业、工作等问题。因为我觉得他是我身边唯一的"正常人"，或许会提供一些有用的建议。医生听着我的讲述，在黄色本子上做着记录，时隔三四年依然没有写满。我的状况严重恶化时，医生每次都会说"你一定很辛苦吧"，但开具的药物根本未能把我拉出疾病的泥潭。处方药效果微乎其微，吃了药也有气无力，想死，睡不着觉。医生理所当然地加大了抗抑郁药的剂量。我当时正在服用最大剂量的阿片类止痛药，爆发了严重的躁狂，过得非常艰难。后来，其他精神科的医生告诉我，服用抗抑郁药可能会引发躁狂。我强烈地感觉遭到了背叛。

我还曾经因为锂盐服用过量导致锂中毒，住院一个多月。后来，情况稍微稳定下来，我去精神科向医生谈起这段时间的经历，他又回答说："哎呀，你一定很辛苦吧。"

我看了处方笺，原先的四粒锂盐减为三粒。我哑然失笑，再也没去那家医院。

医生会选择性地听取你向他们说明与转达的信息，制订循序渐进的治疗计划。就算你说自己正在经历严重的矛盾状况，感到非常痛苦，也不会被归类为"最优先"治疗的项目。而且你会很容易产生心理挫折，认为和医生的沟通有问题，对其失去好感，心生不快。

接下来，你会面临两个选择：要么改变和医生交谈的方式，要么去其他医院，和其他医生建立医患关系。当然，两种方法都会带来短暂的效果，但长期来看，结果也很相似：当病情加重，完全失去维持日常生活的能力，钱财也挥霍一空，成为一个穷光蛋，医生也没有扭转这种困境的可靠方法。你逐渐不再期待，绝望地走出诊疗室，管理疾病的决心受到打击。你对接连不断的药物实验一无所知，在相差无几的病症中找不到头绪，感到痛苦无比，认为一切都是徒劳，束手无策地回到家中。

🐱 父母是我们的平行线 🐱

与医生建立关系是为了治疗，目的十分明确，你们朝向同一个方向奔跑。与父母的关系则复杂得多，不是以疾病为基础而形成的医患关系。对于父母而言，"我"是自己成长过程中构建的形象与父母认为的子女形象的结合体。血缘带来的相似不只是面容，还有优缺点、说话方式、习惯等。与父母的对话永远无法像在诊疗室里那样稳定。沉默、对话、物理性暴力，来来回回，不能说哪种方式完全正确。如果父亲酒后才会说出心里话，那么子女也一样，干一杯烧酒才能站上对话的拳击场，大声说话。也可能每个人都像坏掉的录音带那般，不断重复各自想说的话。

与父母的关系永远没有逻辑，谁也不会先聆听对方，然后举起手按顺序发言。大多数父母认为年轻子女的观点、未来规划十分荒唐，要么嘲笑，要么置之不理，就算表面支持，心里也在等待一个失败的结果。

子女在十几岁、二十几岁的年纪，尤其摇摆不定，有了与父母不同的身份认同时，更容易令矛盾激化。子女会不断向他人诉说，以求得到认可，与父母的矛盾也会逐渐达到顶点。身份认同不会停留在某个点，而是像划船一样，每一刻都在慢慢向前，是一段旅程。经历这个过程，身份认同就会成熟。但这个过程中必然伴随着内部矛盾与外部矛盾。公开疾病，不需要绝对、无条件、不惜一切地去做，重点是观察、寻找真正的自我，并维持下去。

不过，首次公开疾病就如同刮起一场飓风，又像一场没有胜算的赌博，非常辛苦。我们以病重状态向父母求助，却不希望父母过多插手，既充满矛盾，又非常敏感而紧张，甚至会以自杀威胁对方接受。结果是，毫无保留地叙述有关病症的刺激性内容、或未能合理解释当前事件的各种情况，或者情绪激动导致表达不清，自己却可能觉得"我都说过了，这还不够吗"，从而引发负面效果。

这种情况下，父母会觉得子女突然行为异常。有的父母会认识到问题的严重性，要求子女立刻接受高强度的治疗；有的父母会无视这种信号，表现出强硬的态度；有的父母会期待子女恢复平静，等到病情略微减退才强硬地介入。

父母会把病症看作关系矛盾状况或者意见冲突的根源。我们把自己的病症当作对付父母的武器，父母也会以病症攻击子女："你现在不正常，应该乖乖接受我的帮助。""你必须听我的话。"父母并没有把子女当作平等对话或者讨论的对象。不管是温和、善意的，还是攻击、干涉的，也不管童年时期积累了多少信任，父母都以"为你好"为由，帮助你、干涉你，精神上的暴力越来越严重。而对于子女来说，想要配合父母就必须承受巨大的压力，以至于超出负荷，病症也会加重。

医生会努力改善你目前的生活环境，父母却主张把你送到其他地方或者老家。父母认为疾病是万恶之源，你本来是一个善良的孩子，只要离开现有环境，在家里得到妥善的"照顾"就会康复。然而，"照顾"的时间结束之后，你复学或者复工，回到原来的环境就会重新面临那种感觉，发现一切都在原地等着自己。与其继续在父母身边接受照顾，不如守着现有位置，克服障碍。

就算说出"你疯了吗"这种话，大部分父母也并非认为子女真的"疯了"。他们坚信子女只是结交了坏朋友、进入了恶劣的环境，或上了不好的大学，在异地生活压力太大，生活不健康、不做运动，才导致了这种"暂时迷茫"的状况。

我们作为子女，要忙生计与学业，还要抽时间去精神科，服用处方药，通过疾病这个三棱镜分析自己的过往。疾病的主要原因可能是父母，也可能是某段关系留下的心理创伤，或者校园生活、其他的失败或者挫折。我们忙于恢复自我，把疾病看作自己的一部分，甚至偶尔还会感觉自己是疾病的一部分。

精神病患者以疾病身份认同为基础，整理并分析自己的过往经历。我们把此刻的疾病作为一副透镜，通过它来观察自己的过去。因为过去发生的问题能帮助我们觉察现在，分析未来。

因此，认知疾病之后，我们也认识了过去的自己。在童年的场景中，我们像发现天空角落的云朵一样，捕捉到了幼年期的疾病征兆。我们以此为基础，告知父母自己的病症已经很久了，例如很久之前就想过自杀，也有过自残，但父母根本无法接受。

子女的疾病没有完全康复，需要继续管理，与其他疾病无异——如果具备这种意识，或许可以勉强称作不错的父母，因为他们会提供治疗费用。很多父母难以理解"为什么偏偏是你得了那种病""为什么那种事会发生在你身上"，对疾病原因的认知很片面，认为可以像肿瘤那样通过激光手术祛除。大多数父母认为疾病是某种不正常的外在因素引起的，比如"中邪""闹鬼""遇到了异物"。还有的父母不愿意说出疾病术语，比如，他们会说"那样的时候""那种时候"，绝对不会说"抑郁症严重的时候"。

父母永远都在期待未来恢复"正常"的我，或者过去那个"好端端的""乖巧聪明的孩子"能重新回来。然而，对于患者来说，那样的形象已经不是自己，已经变得模糊。患者唯一能清晰感受到的是与疾病携手同行的自我。最终，从对"疾病"的定义到"治疗"的过程，患者与父母永远都在沿着平行线奔跑。

😺 面对疾病的还是你自己 😺

于是我们再次回到医生那里，想要与医生建立一种有别于其他关系的信赖关系，一起回首过往。为了用准确的词句说明自己的症状，我们奋力向着语言的无边海洋撒网。我们不只是以提问—回答、说明—回应而结束的关系，而是向医生提供自己过去的所有信息，并做出回答。

不过，这种关系绝对不是单方面展开。我们对于某些事件可能保持沉默，也可能与医生争论，偶尔还会说服医生，或者教给医生一些东西。

我们很容易跌入的陷阱是假设医生"十分了解我"。其实，就算你提供再多的信息，医生需要的信息也可能与你提供的有所差别。你为了说明自己而提供的那些信息，例如，我对医生说"我的名字叫理端，住在某某公寓三层，养了一只黑猫。我有恋人，和恋人的关系怎样怎样……"，在医生看来可能毫无用处。因为医生需要的信息是"晚上是否睡好，睡了几个小时，饮食如何，是否依然出现幻听和奇怪的感觉，是否曾经外出"等。

所有人在开始阶段都会很紧迫，以抓住救命稻草的心情哭诉着自己的痛苦。但是治疗期很长，我们会逐渐摆脱依赖，开始体验独特的疾病经历。你越是想着"就算和医生说再多，医生也听不明白"，就越会觉得精神科治疗没有意义。你独自与疾病做斗争，逐渐被疾病控制，你变得沉默，感到无力。

当你急不可待地向医生介绍"自我"，迫切渴望得到理解，却遭遇挫折，可能会对这种信任关系死心。不过，你要记住：尽管如此，还是要去医院接受诊疗、开药、吃药，表示你想要维持现状的意向，这一切在决定性的瞬间可以帮到你。"这个医生能拯救我吗？"这是一种错误的提问。在我们患者的世界里，没有所谓的拯救。只有行动的连锁、行动的积累支撑着生活。疾病越久，医生越是扮演着助力者的角色，主要的行为者是你自己。

再谈下父母的问题。如果父母认为你还未成年，绝对不会离开你。父母会干涉你，干涉到底，所以你会陷入完全无法预料的状况。父母会偿还你在疾病状态欠下的债务，偶尔还会帮你找房子、找工作，就像大鸟为小鸟叼来吃食。你会感到一种奇妙的无力感。那种无力感会更加复杂、微妙地重新定义你们的关系。仅在几年前还矛盾与争吵不断的家，似乎突然找回了和平与稳定，患者却难以在此过得安宁。比起和平，这更像是一种怪异、扭曲的不和谐，就像是成年鸟儿被强制放进了新巢穴中。

我想起了过去的某天，我走出医院，在胡同里抽烟，手里拿着父亲的信用卡与发票，以及装着一个月剂量的药片的袋子。父母很愿意在我去医院时为我支付医疗费，可是这笔钱又换来了什么呢？父母不理解我的疾病，我们对这个话题保持距离，在对疾病避而不谈的前提下维持家庭的幸福。在那个瞬间，我感觉自己在这座城市举目无亲。不过，那又怎么样呢？我抽完烟，丢掉烟头，沿着人行横道快步走向家门。做一只掉进新巢穴的巨型布谷鸟又如何？总有一天，我能自己飞起来。

第二十三章

对精神病患者的支持要素

人可以忍受巨大的痛苦，不过仅限于存在边界的痛苦。只要是预想范围内的痛苦，就算跌入火海，也无法将我们击倒。摧毁人类的是超乎预想的痛苦，即，具有强烈不确定性的痛苦。

各位是否听说过这个故事呢？世界大战时，有一个人每天听广播，以此为基础分析国际局势。他确定圣诞节会停战，每天等待着那一刻的到来。但圣诞节过去了，战争仍在继续。于是这个人丧失了对死亡的抵抗力，未能活过那一年。

不知道自己的痛苦会持续多久，这个事实让我们感到恐惧和紧张，手指都不敢动一下。我们忍受了太多痛苦，有时仅仅是艰难地活着，就已经耗尽了所有力气。

面对痛苦时，守护自己的尊严是一种非常崇高的做法。但真的会发生什么崇高的事情吗？更多的可能是，当事人内心充满悲惨与痛苦，可能会高声叫骂。他听着自己的呼喊，知道自己呼唤的理由，连自己都嫌吵。这种呼喊的噪音引发了疾病。很快，我们明白了，暴露痛苦并不会让人变得更加坚定而成熟。与痛苦的矛盾并不像打地鼠游戏：游戏机里的木质地鼠，不论怎么打都还是原样不变，但是我们的痛苦则会在一次次打击之下，变幻出各种新的面貌，带给我们不同的折磨。

现在，我不认为疾病会通过治疗而痊愈。如果有人说能彻底治好我的病，不论他如何豪言壮语，我都心存怀疑。因为这不可能。长期患病的人，大部分都是这样的想法。我们有几种减轻痛苦的方法，状态好的时候可以实践一下，却也无法让疾病痊愈。

某天，疾病的痛苦可能会突然消失。不过，那只是疾病善变而已，你很难确定它是否真的已经从你的人生中完全消失。断言"我已经度过了那段时期"，认为自己已经完全战胜疾病的人，在疾病卷土重来时会感到极大的背叛。生活看似恢复正常，却不得不重新管理疾病，会使他们产生很大的心理负担。趁此机会，疾病就迅速安营扎寨了。

我们只能熟悉疾病，但绝不会喜欢上疾病。我们只能与熟悉的疾病一起步入未来，无法甩掉它的手独自逃离。乐观一点来想，疾病就像是我们的伴侣，但当它背叛我们时，又不能保持平常心。最终，不论我们与疾病对抗还是共存，都只能和它一起迈入另一个领域。那个领域没有幸福、快乐，也没有任何趣味可言。我们在那里忍受侮辱，感到羞耻，不断担心自己的毁灭，有时小心翼翼，有时必须果断勇敢。那个地方，就是社会。

我们必须成为社会成员的理由很多。讽刺的是，很多人在成为社会成员的同时患上了精神病，而且精神病在被社会孤立时会更加严重。这是什么悖论呢？

当你远离了家人、朋友，与他们关系不佳，只有不断加重的疾病对你不离不弃，成为你"珍贵的"负担。这时，你可能会想抓住精神病这条唯一的绳索。你中途休学，或者在人际交往中遭到孤立，被赶出职场时，每天最先迎接你的就是疾病。怎么样，疾病对你很友好吧？

然而，夜晚过去，凌晨到来，你不能一直躺着重复考虑自己的失误。终于，你爬起来了。情况因人而异，有人可以很快恢复，有人可能需要几个月甚至几年的时间（以我为例，花了足足三年的时间才走出离职的阴影）。在重新开始之前，我们一直戴着疾病的面具，休息着，等待着。其实，必须重新开始的理由也多种多样。有人无需自己赚钱，有充分的经济支持，休息也无妨；而必须赚钱的人在失败之后，不得不重新成为社会的一员。

在这个过程中，这些人必须养成适应社会的习惯，保持健康的生活，恢复有利于回归社会的各种指标与技能，跳出自己的"恶劣周期"。然而，选择重新恢复社会化的他们，逐渐感觉自己必须执行的这一切毫无意义。

但最终，我们会越过无意义这条河，集中探索"为什么必须回到社会"。就算不是标准答案，至少必须得到一个可以说服自己的解答，这样才能继续向前。

"作为社会成员"的活动状态像一枚流动勋章，得到并不意味着永恒。某天，我们会突然再次因故跌落、退步。想到这个事实，我们可能会停下努力的脚步，犹豫是否要继续行动，反正注定会失败，不如重新后退到自己的房间，那是我们最后的堡垒。当再次回归社会时，我们再也无法忍受重新开始的疾病，而且不确定会遇到什么新问题。我们在不可能征服的痛苦面前变成了西西弗斯，一次又一次地推动石块、爬上山顶。不过，面对不确定性，我们依然很难下手。我们也许会永远待在自己的房间，度过未知的余生。对未来的展望让我们深深受挫。

🐱 管理疾病的能力 🐱

坚持，有助于精神病患者对付不确定性。病识感、药物、金钱、人际关系，让这一切成为可能。

如果不算最初的发病时间，只计算我接受治疗的日子，到2021年为止也有八年了，现在却依然感觉无力控制精神病的发作。疾病真实地站在我面前，说出"我是精神病"，其实已经对我没有任何影响，充其量只是让我暂时失去理智罢了。这是长期患病的结果，我们与疾病似乎已十分合拍。不过，实际对抗疾病，需要对疾病有更深入、更具体的理解，也需要很多很多钱。

首先，我们需要对疾病保持足够的觉悟，一般称之为"病识感"。为什么病识感会对患者有帮助呢？因为我们对疾病的理解以及管理疾病状态的能力会成为社会技能的后盾，像我们的一部分"自我"，为我们提供帮助。就像打扫卫生的能力、体力、厨艺一样，病识感也是存在于我们体内的一种能力。通过病识感，长期统计观察疾病，就会大概了解疾病到来的时间、可能出现的症状等。如此一来，我们就可以通过无力、绝望的情绪，或者神经质兴奋等表现，事先预料到疾病的发作。自己的精神病变数越小，新症状也就越少，我们也就可以更加容易控制疾病，在身患疾病的状态下融入社会生活。

长期与精神病为伍的患者可以感觉到疾病的影响力。即，现在是否抑郁症发作、病情与自杀意念的危险程度等知识。如果可以分辨哪些是病态行为，哪些因素对自己尤其危险，就能阻止疾病的发展。很显然，这种观察能力在疾病猖獗时至少可以成为某种救命稻草。在这种状态下，我们的目标便是不再继续坠落谷底，尽量维持现有状态、管理疾病。

不论你现在多大年纪，患病与抗病时间多久，疾病都很可能继续下去。疾病就像我们的家人，尤其像是配偶。我们和疾病就像年纪轻轻便相亲结婚的夫妇，也像一起生活了五六十年的老夫老妻，团结一心，却又经常吵架，还会彼此视而不见。如果你轻视疾病，疾病可能会在你失败的时候嘲笑你；如果你过度在意疾病，疾病也可能给你致命一击，把你打到谷底。

🐱 对药物可以做什么 🐱

如前所述，医生治疗抑郁症或者躁郁症时，不会试图把患者的状态调整到100%。如果患者躁狂发作，生活半径扩大为原先的120%或者150%，工作能力提高，能够随意见人、花钱等，医生就会试着把状态降低到80%~90%；如果患者抑郁发作，生活半径只有原先的50%~60%，医生也会把目标设定为80%~90%，而不是100%。

刚开始治疗时，我对这一点不满意，抑郁发作时会夸大抑郁程度，情绪高涨时经常故意隐瞒。最近，我自己管理精神病时，有意识地通过前面所说的那种病识感进行管理。只要产生发病的预感，就不会错过黄金时间，抓紧时间去医院。

据统计，我的躁狂与抑郁的发作与季节有关，至少在每年九月之前绝对不能吃抗抑郁药。我曾经纠结过是否与躁郁症共存，但现在不会再有那种"干脆享受一下"的想法了。处方药量很大，不良反应也不少，但我绝对不敢断药。

精神病永远高于我的精神，药物永远在战争中为我们提供强大的补给。药物有助于管理疾病，我不会断药，也不认为自己能够断药。因为我知道病情的严重性，就算稍加疏忽，也有可能引发异常行为。

没必要了解自己所服用药物的所有信息。不过，记住重要的药物有助于管理疾病。例如，必须了解正在服用的药物是用于躁狂、抑郁症、焦虑症，还是失眠。至于非典型抗精神病药物与典型抗精神病药物的对比之类，则不必过多了解。不过，多了解一些药物知识，就可以和医生商量是否使用某种药物，或者是否增加剂量等，有助于更加有效地管理疾病。

药物不是魔法，不能解决你的外部问题，但至少可以让你的状态曲线不会过度下降。药物处方是医生的职责，每位医生的治疗方案差别很大，所以寻找一位适合自己的医生也非常重要。然而，这就像大海捞针，可能会枉费几年时间。另一种选择是，调整自己的沟通方式与态度，适应遇到的每位医生。不要认为医生和自己建立了一种独特而专属的关系。"公事公办"，不过多地提供症状之外的其他信息（与父母的关系、心理创伤事件），也是一种不错的态度。

在本书第九章结尾，我曾经下过这样的结论："药物治疗是药物的职责，我们只要做好自己该做的事情即可。"那么，我们可以做的事情有哪些呢？

① 决定什么时候去精神科开始接受治疗

去大医院或者更换医院时，需要找到合适的理由。应当什么时候换医院是一个相当复杂的问题。我的暂行结论是，"如果对某所医院特别失望，可以不去"。通过机会成本的分析，去其他医院接受新的诊疗可能比固守某一所医院的价值更高，那就去价值更高的医院。

② 了解药物的作用

如前所述，尽管我们不可能掌握所有的药物信息，但最好了解药物的效果与不良反应。就算吃药完全无效，不同的患者也可能会出现两种完全不同的反应："我没有继续治疗的必要"

或者"看来这次去医院要让医生加大喹硫平的剂量"。

③ 准备诊疗费

为药物治疗做准备也很重要。尤其是缺乏金钱概念的患者，平时把钱花在了其他地方，看病就要到处借钱，这个习惯非常危险。花光了所有钱，所以不能去精神科，这种行为不可取。虽然没必要时刻有闲钱，但是有钱的时候存起来，为诊疗攒钱的思维十分重要。经济状况不稳定的患者经常会遇到这种问题。向熟人借点小钱不足以解决根本问题。刚开始可能会借到，如果长期不还，大家就会躲着你，进而导致人际关系的破裂。

④ 与药物治疗自助小组保持联络

如果周围也有吃药的人，一起谈谈药物相关信息，会对你的药物治疗有所帮助。希望你不要因为自己需要吃药或者长期吃药而感到绝望。

⑤ 坚持按时、按量服药

就算药效再好，如果不定期服用，药效就会降低，有时根本没有效果。很多患者会把一堆早该服用却一直没有吃的药物拍照发到社交媒体。像这样不规则服药，可能会导致血液中的药物浓度不平衡，影响一天的学习和工作生活，请务必注意。为了保证按时吃药，我们必须保持良好的作息习惯。

⑥ 对于服药不要有过多情绪

越是对吃药这件事赋予过多意义，就越是会在药物产生不良反应或者药效不佳时产生不必要的绝望感。药物在帮助我们，支撑着我们，但是我们必须正确服用药物，才能保证效果。

⑦ 养成独立和妥善管理的好习惯

"如果病得很严重，就做不成某件事。"这种观念会在不知不觉中导致我们什么也做不成。就算病情很严重，有些事情也必须要做；就算我们生病了，也必须坚守马其诺防线。这些原则的存在是否有效暂且不说，至少能让我们保持自己的意识，知道自己在做什么。如果病得很严重，睡眠、洗漱、饮食可能都会变得艰难。这种情况需要有人照料，住院是一个不错的选择。

如果无法住院，只能独自与疾病对抗，我们可以做些什么呢？以我为例，我会首先让自己按时睡觉和起床，站在镜子前刷牙。如果病情加重，就会曲解对自己身体的认识。通过照镜子的行为，可以掌握自己病情的严重程度。刷牙是一件很简单的小事，却也可以唤醒睡眠、转换心情，是洗漱的前奏，也是一整天生活的开始。如果可以做好这两件小事，就可以尝试更多的事情。

这些琐事会帮助你阻止疾病的侵袭。病情加重时，可谓是"与一切做斗争"。疾病带来的无力感、绝望感，很难一次性消除。刷牙可以带来短暂的心情放松，却也会很快重新恢复病态，这一点毫无疑问。因此，刷完牙必须做其他事。只有保证两件事，才可能阻止疾病的侵袭。如果你无法住院，或者必须上班，早晨起床已经做足八十分。如果可以起床、洗漱、穿衣服一气呵成，然后出门上班，就可以保证平安无事地度过一整天。不过，这些连锁行为只是显而易见的对策罢了，算是一种隐秘的障眼法，绝对不是疾病发作时的核心解决方案。为了解决疾病发作，就要回到发作这个中心主题上来，而患者无法独立完成这个任务。坚持治疗、准备治疗费用，以及周围有能够提供支持的人，都会对你很有帮助。

⑧ 多创建可以共同讨论精神病的自助小组

倾诉对象的存在极其重要，不论对方是家人还是朋友。总之，你可以公开自己的精神病，说明自己的病情，他们愿意倾听即可。他们不会对我们讲述的病情皱眉头，而且会对此越来越熟悉，还有可能主动问我们"最近过得怎么样"。这种提供帮助的友好团体，可以与我们一起分享精神病的孤独，让我们不再闷在屋里，而是走上街头，证明自己可以参与社会生活。

精神病患者周围的人们会对患者发挥极大的影响力。他们属于社会，有他们找我们见面聊天，一起喝酒，我们就会感觉自己也属于这个社会。对社会的归属感和团体意识，对于精神病患者而言非常难得。

此外，我们还需要可以定期见面、聊聊疾病状态的人。每年见几次都没关系，可以保持见面很重要。我们可以和对方说说自己经历的有关疾病的大事小事，有什么改变，以后有什么打算等。对方也会有自己的优缺点，可以和我们说说自己的想法与未来计划。虽然不会频繁见面，但是这种关系保持下去，双方可能会变得越来越亲密。如果事后病情加重，这种亲密关系会在你做出过激行为之前及时拦住你。

⑨ 了解与疾病相关的政策与社会福利

我们现在必须做的这些事，是为了延缓以后的病情发作，或者在疾病发作时妥善控制。所以，现在的我们就要为未来的我们做好确切的准备。当然了，这一切并非个人能够完成。除了我们自身，还有社会福利系统和安全网络等可以提供帮助。

我们不断尝试自己可以解决到什么程度，进行各种模拟实验，为此苦恼过，也取得过一定的成果。但是，有些问题需要亲自到社会福利中心询问。对于精神病患者而言，这个过程也是与社会进行沟通的一环。

要让精神病患者不至于掉落到某个界限之下的地方，起到安全网作用的，绝对不是我们自身，也不是我们的伴侣或者我们养的猫咪。例如，如果面临被赶出家门的危机，或者断电问题，你能做到的那些事（即前面所说的连锁行为）在此都毫无用处。认为生活中发生的许多问题应当独立"解决"，或者认为这些问题基本是自己的"错"，只要自己消失就能解决，是一种具有自杀倾向的想法，可能引发严重事故。

我们可以维持自己的生活，坚持药物治疗，与支持我们的人保持良好关系，解决金钱问题。但是，我们必须牢记，我们只能独立解决其中的某一部分。例如，精神病患者与父母产生了严重的矛盾，意识到无法在刺激心理创伤的空间中继续"生活"，但如果想要独立居住，治疗疾病，解决经济问题，需要很长时间。在这段时间里，患者的身心已经严重受损。

有的问题已经不是"难以"独立解决，而是根本"无法"独立解决。此时，我们必须区分自己什么能做，什么不能做。能做的事情继续做，不能做的事情必须请求协助。拨打社会福利电话接受援助，与居民中心保持联系，或者在自杀预防中心预约心理咨询等，这些都是我们必须积极利用的社会系统。

当然了，联系之后可能不会立即获得援助，因为相关部门有一些必备条件，他们需要对你的情况做一些了解。例如，如果你突然失业，想要获得补助，就必须出具六个月以上的劳动收入证明。假设打算离职的某位精神病患者目前已经工作了四个月，为了获得失业补助，他就会考虑再多工作两个月。再比如，申请居住补助就要出具租房合同，而且不必告知家属，打算在外独居的精神病患者可以对此多加了解。总之，准备好福利系统的必备材料，就能成功申请补助。

⑩ 恢复灵活的理财思维

治病会花很多钱，精神病也不例外。例如，躁郁症患者不仅花光了所有积蓄，还要借很多外债才能坚持到把病情稳定下来。抑郁症患者只要能稍微减轻抑郁，就会不惜花费一切金钱。精神分裂症患者的金钱使用通常受环境支配，比如有人存在某些怪异的妄想，结果被钓鱼网站骗走了不少钱。这些都是疾病所为。疾病既不是修补对象，也不是反省对象，更不会消失。疾病，必须是管理对象。这就是精神病患者的理财思维极其重要的原因。我们很难估算需要工作多久才能赚到一万或者两万韩元，似乎赚钱的我们和花钱的我们不是同一个人。拖欠的税款、信用卡账单等或许可以通融，可借下那么多债务的人似乎不是自己所认识的自己。精神病患者容易花钱如流水，很快会变成穷光蛋，或者迫不得已过上"挣一天吃一天"的生活。

金钱问题虽然不一定是首要问题，我们却可能会担心自己因此而崩溃。其实，这些问题大多源于自己的疾病，是疾病让我们变得像搭歪了、错位的积木。问题存在于我们自身，客观对待，按常识判断，多忍耐——说起来容易做起来难。就算我们的病识感保持再久，有时也难免出现失误。不只是金钱问题，人际关系也是如此。"花钱大手大脚""不干活，真懒""只知道索取，不懂感恩"，人人都会犯错，对精神病患者过度苛责，是一种不正确的思维。

◎ ◎ ◎

我希望机会可以眷顾更多的精神病患者。尽管他们有过很多失误，但依然应该为他们提供机会。任何人都会失败，都会产生错误的想法，出现一些难以预料的状况。"只有生活正直、诚实的精神病患者才能在这个社会生存"，这种说法简直是天方夜谭。

我们都是社会的一员，今天也在与不确定的疾病做斗争，站在这个充满"不可能"的地方，像其他社会成员那样，像每一个下雨了就会加快脚步的人那样。

◎◎◎

最后，我建议精神病患者周围的人通过以下方式来提供协助：

第一，关注患者的治疗过程和病识感。

第二，奖励患者的积极治疗，分享近况。

第三，邀请患者参与聚会，多见面，增强患者的归属感。

第四，经常保持联络，问候患者。

就算只做到这四点，作为精神病患者周围的人，已经足够优秀。周围的人不向他提供经济援助，却不断向他发出社会信号，告诉他社会上依然有他的位置，这种做法极其重要。要做到不歧视患者的疾病，正确对待，倾听他们的病史并对此有所反应，这并不容易。"应该如何反应呢？"周围的人一般都会产生这种疑问。不必因此而感觉受挫，如果无法理解，也不要感到伤心，只需要简单回答一句"原来是这样啊"，对患者表示肯定，已经足够。因为重要的是把关系保持下去，而不是彻底了解一个人。

后记

这件事发生在本书完稿之时。

我来到外地疗养，对所有事情都不感兴趣，对人们的话语也没有反应，无法交谈，始终对一切毫无兴致。放任自流，感觉不到活动的必要，避不见人，过上了没有任何事情发生的生活。

这种极其平和的寂静，更接近于一种巨大的空虚，吸走了希望、爱意以及微小的喜悦。由于长期忍受痛苦，我对这种慢性空虚毫无反应，成为其中的一部分。雪上加霜的是，我还患上了迟发性运动障碍，脖子随时可能出现自动回转的抽动症状。所有人都觉得我是一个"奇怪的人"。我去参加面试，听到对方让我做自我介绍，大脑一片空白，只报上了自己的姓名、毕业学校与住址，再也说不出话来。这真令人绝望。我心里没有产生任何想要打破这种绝望的波动。面前好像竖起了一堵巨墙，我不断重复着单调的日常生活，认为自己每天吃药就好，躁狂没有发作

266

就好。

这些年来，我写文章讲述自己的各种患病经历、应对办法、事例等，还在社交媒体上为其他患者提建议、组织自助小组，阅读、绘画、写作、讲述疾病的一切。总之，我已经习惯了理解并传播这些信息，无法认识到这种崭新的"状态"出了什么差错。我不认为自己有问题，更不觉得药物有问题，我认为只要这样过着有规律的生活、坚持运动就好。此外，我完全不会持续思考，对刚刚发生过的事情也不记得。就像僵尸一样，不，僵尸还会想要去咬什么东西呢，我只像空中飞舞的灰尘一般在随风飘扬。

初次直面难题的是我的伴侣。他感觉我既不抑郁也不发怒，这种状态是首次出现。为了寻找这种无情绪波动的原因，他尝试了多种办法，然后查看了我这几个月的药物服用情况，注意到我长期大量服用某种特定药物，并在海外医学报道中发现了观察我所属的患者群经历的特殊不良反应。他为我说明了报道的内容，确定和我经历的症状相似，说服我去另一家医院的精神科询问现在服用的药物情况。终于，他陪我走进诊疗室，把之前治疗的情况与我现在的状态告诉医生，询问是否有问题。医生同意了我们的想法，去掉那些药物，为我开具了新药方。还不到三天，迟发性运动障碍便有所减退；过了一周，折磨了我六个月的抽动症状消失了。我这才意识到自己以前的状态有问题。

我和伴侣并非从刚开始即对疾病的认知一致。他以前曾经表示对"病识感"或者"病认同"之类的术语心存质疑。不过，经过长期和我分享信息，彼此影响，他终于肯定并接受了我的疾病研究方法论。因此，伴侣通过了解我的逻辑，研究我的问题状态，适时地帮助我。

想要医生做出诊断，确定治疗方案，就要去医院。这个对于其他疾病理所当然的说法，遇到精神病就突然变得棘手。与疾病共生的人需要病识感，至少要与身边的一两个人针对精神病达成医学方面的协商。不幸的是，患者并不想了解精神病本身以及自己所经历的事情，或者对此产生抗拒心理，这种现象十分普遍。我谈论精神病，有人接受了这些内容；等到我自己无法做出正确的判断时，那个人就会察觉到危险信号，并为我提供帮助。这真是一件神奇的事情。

在写稿、修改的过程中，我接受过很多精神病患者的帮助，尤其是我的伴侣。他能力出众，而且非常乐意阅读我的书稿，帮我修改，不吝指教。我们互相配合，彼此辅助，才得以完成这本书。如果两个人的症状都很严重，就会一起克服。越是有病，越不能孤身一人。我们应当彼此依靠、交流，一起活下来。

精神病人可能会非常自责，觉得自己一无所成，人生尽毁，无可奈何。我们可能整日处在难以形容的空虚中，很想结束自己的生命。与疾病共生，已经需要花费很大的气力。坚守日常生活、照料自己，永远是一种挑战。我们必须由此开始，从最小的活动开始，慢慢积累，守护自我。我们无需与任何人一决胜负。我们安稳地度过了今天，却无法保障明天也会一样。在精神病国度，我们可能必须经历几次重新开始、放弃与离开。所以，逃跑、胆怯都没关系。只不过，一定要充分倾诉、记录与观察。

我们绘制的蓝图不必完美。疾病迈着无法预料的步伐，随时可能超越我们。不过，也正因如此，我们反而可以做任何事、成为任何人，在这个精神病的国度。

[全书完]

作者：

理端，韩国插画漫画家，每日需服用二十多颗药物的资深双相情感障碍患者。她在大学时即与疾病展开漫长对抗，2015年开始在网上分享罹患双相情感障碍的经验，以及各种关于精神疾病的漫画和资讯。2016年组织起患者自救会，通过互相交流，协助病患更了解自己的疾病，彼此给予心灵上的支持，以改善病况及能逐渐自理生活。几年来，她的自救会成了精神疾病患者们的"信息中心"，一个给自己、给别人带来帮助和温暖，更提供实用信息的所在。

监制：

河周元，韩国首尔恩平区延世森林精神健康医学科医院院长。毕业于韩国延世大学医学院，在成均馆大学医学院完成博士学位，主要研究领域为成瘾和不安症状、老年人心理问题等。

我想和你谈谈精神病人的世界

作者 _ [韩] 理端　　译者 _ 谢恭霓

产品经理 _ 周喆　　装帧设计 _ 吴偲靓　　产品总监 _ 木木

技术编辑 _ 顾逸飞　　责任印制 _ 刘淼　　出品人 _ 吴畏

营销团队 _ 毛婷　魏洋　礼佳怡

果麦

www.guomai.cn

以　微　小　的　力　量　推　动　文　明

图书在版编目（CIP）数据

我想和你谈谈精神病人的世界 /（韩）理端著；谢
恭霓译. -- 上海：上海科学技术文献出版社, 2023（2024.1重印）
ISBN 978-7-5439-8713-5

Ⅰ.①我… Ⅱ.①理… ②谢… Ⅲ.①精神病－研究
Ⅳ.①R749

中国版本图书馆CIP数据核字(2022)第239216号

정신병의 나라에서 왔습니다(JEONGSINBYEONGUI NARAESEO WATSEUMNIDA)
by 리단 (Lithan)
Copyright © Lithan 2021
All rights reserved.
Originally published in Korea by ScienceBooks Co., Ltd.Seoul.
Simplified Chinese Translation Copyright © Guomai Culture and Media Company Limited 2023
Simplified Chinese translation edition is published by arrangement with Lithan c/o
ScienceBooks Co., Ltd., through The Grayhawk Agency Ltd.

图字：09-2022-0889

责任编辑：苏密娅
封面设计：吴偲靓

我想和你谈谈精神病人的世界
WO XIANG HE NI TANTAN JINGSHENBINGREN DE SHIJIE
［韩］理端　著　　谢恭霓　译
出版发行：上海科学技术文献出版社
地　　址：上海市长乐路 746 号
邮政编码：200040
经　　销：全国新华书店
印　　刷：北京盛通印刷股份有限公司
开　　本：880mm×1230mm　1/32
印　　张：9
字　　数：185 千字
印　　数：19,001-24,000
版　　次：2023 年 2 月第 1 版　　2024 年 1 月第 4 次印刷
书　　号：ISBN 978-7-5439-8713-5
定　　价：59.80 元
http://www.sstlp.com